ザ・テキスト大腸ESD

編集 大圃 研・千葉秀幸

THE TEXT ESD *VER. Colon*

Ken Ohata, Hideyuki Chiba

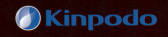

> **謹告**
> 著者，編集者ならびに出版社は，発行時点における最新の情報に基づき，本書に記載されている内容が正確を期するよう，最善の努力をしております．しかし，医学・医療の進歩から見て，記載された内容が正確かつ完全ではなくなる場合もございます．
> したがって，実際の診断・治療に関して，熟知していない，あるいは使いなれていない，医薬品・機器・器具・デバイスの使用にあたっては，読者ご自身で，添付文書や説明書など製造販売業者による情報を十分に確認いただき，常に細心の注意を払われることを要望いたします．
> 本書記載の診断法・治療法・医薬品・検査法・疾患への適応などが，その後の医学研究ならびに医療の進歩により本書発行後に変更された場合，その診断法・治療法・医薬品・検査法・疾患への適応などによる不測の事故に対して，著者，編集者ならびに出版社はその責を負いかねますのでご了承ください．

執筆者一覧 (※は編集)

大圃　研	NTT 東日本関東病院 内視鏡部 部長 ※	
千葉　秀幸	大森赤十字病院 消化器内科 副部長 (兼) 内視鏡室 室長 ※	
村元　喬	NTT 東日本関東病院 消化器内科	
港　洋平	NTT 東日本関東病院 消化器内科 / Karolinska Institute, Department of Clinical Science, Danderyd Hospital	
田島　知明	埼玉医科大学国際医療センター 消化器内視鏡科 助教	
志賀　拓也	NTT 東日本関東病院 内視鏡部	

推薦のことば

　大圃先生がこの度，大腸 ESD の教科書をまとめられた．優れた実践の書であり，大腸の ESD を志すものにとっては待望の書である．

　大圃先生は，ESD の世界では，皆が知るトッププロのお一人である．「ESD のうまい先生は？」という問いに，必ず名前の挙がってくる先生である．さて，どの世界，どの領域でも，トッププロに共通の特徴は，高度なテクニックの追求であろう．それがゆえにスゴ技でご自身の素晴らしい手技を見せることはできても，なかなかビギナーのかたに要領よく教えることはまた別の才能となる．逆に言うと，それが有能なレッスンプロが存在する所以でもある．レッスンプロの場合，ご自身がトーナメントで強かったとは限らない．だからこそ，弱者の気持ちが判り，ビギナーにもうまく教えられる．

　そういうなかで，大圃先生はトッププロでありながら，この教科書に象徴されるように，まさしく有能なレッスンプロでもある．実践での処し方を詳細に親切に提示されている．表記もイラストも，大圃先生の ESD の極意を解かりやすく適切に伝えられている．"大圃流"と称されながら，決して独善とならず，万人が受け入れやすく理路整然と解説されている．

　私自身，各地のライブデモで大圃先生の Super demonstration を幾度となく拝見してきた．ライブデモは，その場で症例を与えられ，またリアルタイムで放映されるため，その先生の実力が，技術だけでなく，知識も含めて，赤裸々に露呈する．そういうなかで，大圃先生は視聴者に適切な説明を加えられながら，困難症例を見事にやってのけられる．

　またこの本を拝読して改めて感じるのは，ESD がこれまでの治療内視鏡（ポリペクトミーや EMR など）と一線を画して，"消化器内視鏡を用いた手術"として１つのジャンルを確立していることにある．ESD は，「消化器内視鏡をプラットフォームとする１つの手術である．」しかも Microsurgery のように拡大された視野で血管の剥離・止血をおこなう．それは，腹腔鏡や胸腔鏡よりも遥かに細かい手術手技である．前処置からはじまり，器械の準備，エネルギーデバイスの設定，周術期管理，多数の小道具，モニタリング，局注針，CO_2 送気の使い方など，最終的には術後管理まで触れておられる．保険収載についても解説されている．そして最もページを割かれているのは，手技のコツである．最後には症例提示もあり，まさしくここに大腸 ESD のすべてが書かれているといっても過言ではない．

　ESD を施行しているときの心境は，腹腔鏡や胸腔鏡の手術をしているときと同様である．そしてその本体が軟性であり自由度が高く，さらに遠隔操作である消化器内視鏡は，自由度の高さのゆえに腹腔鏡や胸腔鏡の手術より技術的に難しい．そして ESD は，決して大技ではなく，細かい技術の積み重ねである．その細かい技術や配慮を網羅されたこの本は，みなが何度も何度も熟読する本であり，間違いなく大腸の ESD を行う先生方のバイブルとなると確信する．

2017 年 10 月

昭和大学江東豊洲病院 消化器センター　教授・センター長
井上 晴洋

推薦のことば

　『ザ・テキスト 大腸ESD』が発売されることとなった．

　空手道・柔道・合気道・柔術などの武道には，「達人の作法を見，静と動，精神統一と一撃の受け身・攻撃を融和させること心得るべし」とよく言われたものである（小生も大圃先生も空手道を極めた経緯もあり，大圃先生の大圃流ESDの極意も理解しているつもりである）．しかし，感覚で分かっていても，それを理論的に伝えることは容易ではない．

　本書の特徴は，1例1例，まるでその場にいるような緊張感をもって，速く・正確に戦略を立て病巣を切除する手順，というか極意・悟りの域に達している．

　大圃先生とは，中国各地でのESDライブを一緒に転々としたが，大圃先生は，まさに内視鏡手術ESDの"宮本 武蔵"か？というのが第一印象である．剣先（ナイフ先）のマイクロ単位での正確な切開は，まさに病変を寸分たがわずに"一刀両断"にするメスさばきの達人である．大圃先生の講演には，いつもたくさんのオーディエンスが集まり，常に会場は満員御礼である．

　公私ともに，つねに内視鏡の限界を追い求め，大圃先生は特にESDの達人・僧侶の域の異次元の内視鏡技術・理論を目の当たりにしてきた．小生はどちらかというと独創性・デバイス開発にもっぱら重点を置き，いかにESDやその先の内視鏡治療を実現させるかを考えているが，大圃先生は，広く普及したESDの"ラストサムライ"でありながら，また，新たな内視鏡手技の開発も常に考えていらっしゃる二刀流である．

　本書は，症例を丁寧に見返し，感覚を言葉で，かつ分かりやすく表現することに徹している．1例1例読み進むうちにまさに"大圃流"のESDの極意が自然に理解できるようになっている．不思議だと感じる読者も多いと思われる．そこが"天才ESDマイスター大圃研"の極意であると思う．稀有な伝道師・引き付ける話術──まるで，卓越した政治家の演説に引き込まれるかのようである．まとめ・ポイントなどで無意識に流されている知識もしっかりと理解できることであろう．

　上級編になれば，もはや達人の領域であり，内視鏡すべての感覚が研ぎ澄まされていなければ切除不可能な病変が，"怒涛のごとく"掲載されている．200ページに迫る力作でありながら，読む進めることが全く苦でないほど，緊張感のある内容になっている．「さすがだな～」と，ただただ感嘆している．

　この本を手に取った皆さんは，すでに大圃先生の魔術にかかっているでしょう．気が付けば，分厚い本と動画をいつの間にか読破してしまっているでしょう．

2018年10月

香川大学医学部 消化器・神経内科／愛媛労災病院 外科
森　宏仁

推薦のことば

　ESD の登場により，転移の可能性が極めて少ない消化管病変のほとんどは，内視鏡的に摘除できる時代に突入しました．しかし，大腸 ESD は管腔の狭さ，屈曲，壁の薄さからも技術的な困難性があり，安全性の面から保険収載も胃・食道 ESD から遅れ，また施行には未だ施設条件も必要であるのが現状であります．その為にも，大腸 ESD のトレーニング法は重要な課題の一つであると考えています．

　私は，ESD が開発された国立がん研究センターにて研修をした関係で，ESD の先駆者である先生方の手技を目の当たりにしながら学ぶことができました．しかし，私と同期でありまた本著者である大圃研先生は，誰からも指導を受けず独自に ESD の研鑽を積まれたと聞いております．にもかかわらず，ESD のトップランナーとして国内外での講演，普及活動，技術指導にご活躍され，また多くのマスメディアにも取り上げられております．特に，学会においては，早い時期からトレーニング法についての発表をされておりました．

　大圃研先生の ESD の手法を是非見てみたいという一心で，NTT 関東病院へ足を運びました．そこには，独特の風貌と裸足で内視鏡を施行する医師がおり，一目で大圃研先生と分かりました（もちろん現在は感染予防のため靴下を履いております）．切除ラインが全て頭の中で構築されているのか，迷いなくスピーディーな knife 裁きにただただ驚愕したことを覚えております．しかし，それ以上に驚いたのは後輩医師に対する指導でありました．胃・食道 ESD もほとんど経験ない医師による大腸 ESD でありましたが，処置の間一歩も動くことなく後輩医師の真横に立ち，指示棒を使用しながら切除ラインを提示し，また空気量，体位変換の時期等的確なアドバイスをされておりました．まるで大圃研先生が施行しているかのような ESD が行われ，横行結腸の屈曲部の約 40 mm の病変にもかかわらず 1 時間程度で切除されておりました．後から，術前に十分なシミュレーションをさせていると伺いましたが，後輩医師に対する指導に対して自分にとって転機となる訪問でありました．

　本書『ザ・テキスト 大腸 ESD』には，雑草魂で ESD を学ばれた大圃研先生だからこそ書ける ESD のコツやテクニックが織り込まれています．また先ほど述べた後輩医師をはじめ，大圃研先生の弟子も共著者になっており，直伝の裏技も散りばめられており，この本を手にすることで，実際隣に大圃研先生が存在するかのような感覚で大腸 ESD が施行できるのではないでしょうか．

　本書が，大腸 ESD をマスターするための登竜門になると強く信じ，若手医師のみならず，多くの先生方に愛読されることを切に願ってやみません．

2018 年 10 月

国立がん研究センター東病院 消化器内視鏡科
池松 弘朗

はじめに

　私がESDに初めて携わったのが2000年，大腸ESDを手掛けたのは2002年のことになります．ESD黎明期から携わってきましたが，私自身は誰かの師事を仰いだことはなく，学会や研究会で匠の手技を見よう見まねして我流で手技を磨いてきました．結果的に独自性のあるスタイルに行きつき，今ではその手技を学びたいと集まってくれる先生にも恵まれる様になりました．昨今大腸ESDの手技本ともいうべき本は珍しくはありませんが，今回，私たちの流儀ならではのコツ集を執筆してみないか，というお話をいただきました．臓器別に手技の本を執筆するのは初めてのことでしたが，より深くニッチなことを集約した本を書いてみようスタッフと相談し挑戦してみることにしました．

　現状でも多くの優れた類似本がありますが，今回大腸ESDを学びたい先生が分かりやすい，受け入れやすい本を作る為，敢えて指導した私ではなく指導された側が主に執筆するスタイルにしました．教えた側より教わった側の方が，"分からなかったこと"，"こう説明してもらいたかった"，"ここが肝だった"などが良く分かるからです．今回の執筆者は私の直弟子の先生達の中でも特に大腸ESDを得意にしている先生達です．一緒に編集した大森赤十字病院の千葉秀幸先生は私にとって第一世代の弟子であり，ESD黎明期を知る先生です．現施設で内視鏡センター長として何名ものお弟子さんを育てています．NTT東日本関東病院の村元喬先生は，今まさに私の元で若い先生の指導の中心を担っています．港洋平先生は第二世代の弟子であり，昨年までスウェーデンで2年間大腸ESDの普及に努め2018年より当院に戻ってきてくれました．若い先生ですが海外の医師まで含めての指導経験が豊富です．埼玉医科大学国際医療センターの田島知明先生も第二世代の弟子です．私と千葉先生の双方の薫陶を最も受けた弟子であり，若くして素晴らしい技術を持っています．彼らが，感覚的な大圃語をより分かりやすく翻訳してくれました．細かいコツが指導した時とは違った表現がされており，私自身もとても勉強になりました．

　本書には3つの特徴があります．第一に極力執筆者を限定し単著に近い形をとりました．手技には様々な流派があって然るべき，しかし流派の違う執筆者の集まりでは脈絡通徹の本にはなりません．どうしても本質の"流儀のコツ"に触れない，当たり障りのない寄せ集めの内容になってしまいます．一貫性が際立つことで，"考え方を含めた流儀"をうまく伝えられるのだと思います．二つ目は初学者から技術レベルに応じ，段階別と臓器別に手技を解説したことです．本書と共にステップアップしていくもよし，明日の症例への対策をピンポイントで拾い読むこともできます．また偶発症対策は事前にトレーニングすることはできません．単純な対処方法のみならず，その症例を経験した時に入院マネージメントまでどうするか，具体的なフローを詳細に記載しました．三つ目は豊富な動画集です．最近は動画が多い！という本も珍しくありませんが，本書は数のみならず，その個々の動画の時間そのものが長いのです．ポイントだけを抜粋せず実際のテクニックをその前後から長めに収録し，一連の手技の中にその技がいかに組み込まれているのかを臨場感をもって視聴できます．

　思いを詰め込んだ結果，A4サイズで200ページに迫るボリュームのある本になりましたが，すんなりと読み切れる内容だと思います．この『ザ・テキスト 大腸ESD』が，"我々の流儀"を感じるツールとして，皆さんのステップアップの一助となれることを願ってやみません．

2018年10月

NTT東日本関東病院 内視鏡部 部長
大圃 研

目次 Contents

I 大腸ESDの準備

Section 1	適応病変選択	2
Section 2	前処置方法	6
Section 3	周術期マネージメント	8
Section 4	高周波設定	13
Section 5	内視鏡選択	17
Section 6	処置具選択	20

II ステップアップ大腸ESD

ストラテジー"3原則" … 28

1 基礎ESD

到達目標

1	病変範囲の確認と難易度予測		30
2	反転？順方向？		32
3	局注のコツ	movie	33
4	最初の粘膜切開のコツ	movie	35
5	フラップのつくり方		37
6	フラップへの潜り方のコツ	movie	39
7	辺縁切開も切開モードで		40
8	剝離のコツ①～剝離の中心はQC method～	movie	42
9	剝離のコツ②～至適距離とは？～	movie	44
10	剝離のコツ③～切り方いろいろ～	movie	45
11	粘膜下層の血管の考え方		47
12	止血の極意	movie	48
13	重力の考え方	movie	49

症例

1	直腸（肛門病変を除く）	movie	50
2	上行結腸	movie	54

2 初級ESD

到達目標

14	軽度線維化	movie	58
15	大腸内視鏡が安定しない状況でのESD		60
16	簡単な病変を短時間で終わらせる	movie	63

症例

3	横行結腸	movie	65
4	下行結腸	movie	69
5	S状結腸	movie	73
6	盲腸（回盲弁・虫垂開口部病変を除く）	movie	78
7	肛門病変	movie	84

3 中級ESD

到達目標

17	中等度線維化	movie	90

症例

8	虫垂開口部	movie	92
9	回盲弁にかかる病変	movie	96
10	生検瘢痕症例	movie	101
11	50mm以上（亜全周性病変以下）の病変	movie	105

4 上級ESD

到達目標

18	高度線維化	movie	110
19	亜全周性（3/4周性以上）の病変	movie	114
20	あきらめる瞬間を知る		117

症例

12	高度線維化病変	movie	121
13	筋層牽引を伴うLarge Ⅰs病変	movie	124
14	大腸憩室が併存する病変		128
	Grade A　憩室近傍に病変が存在する場合	movie	128
	Grade B　憩室内部に病変が一部進展した場合	movie	131
	Grade C　病変内部に憩室が存在する場合	movie	134

III トラブルシューティング
〜対処方法とその後の経過〜

Section 1	術中穿孔		140
	症例	15　術中穿孔① movie	141
		16　術中穿孔② movie	147
Section 2	遅発性穿孔		153
	症例	17　遅発性穿孔に注意するべき症例	154
		18　遅発性穿孔の予想が難しい症例	157
Section 3	後出血		161
	症例	19　後出血	162
Section 4	狭窄		166
	症例	20　狭窄①	168
		21　狭窄②	171
Section 5	post ESD coagulation syndrome		175
	症例	22　post ESD coagulation syndrome	176

あとがきにかえて 特別対談：大腸 ESD を上達させるには？	181
索引	188

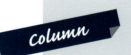

大圃組エピソード：頭の先まで内視鏡につかる	62
大圃組エピソード：全ての人を魅了するスーパーヒーロー	83
大圃組エピソード：私の人生を変えた内視鏡モンスターとの出会い	120
大圃組エピソード：大圃組の内緒事	138
大圃組エピソード：プロローグ〜大圃組 結成前夜の知られざるエピソード〜	180
ESD は胃から始める？ 大腸から始める？　その 1	41
ESD は胃から始める？ 大腸から始める？　その 2	43
おしゃれな ESD は足元から	7
これが本当のラピッドステップ　movie	36
足は"大の字に"	170
チームプレーの醍醐味	12
海外でのびっくりアクシデント	46
禁断の扉①　衝撃の往復ビンタ　movie	38
禁断の扉②　止血鉗子のもう一つの使い方　movie	91
禁断の扉③　止血鉗子で剥離？　movie	100
禁断の扉④　これが，モーゼ切り　movie	174

▶動画視聴ページのご案内

動画マーク

本書内で動画マークのある項目では，掲載した写真や解説に対応した動画を視聴いただけます．

① 下記の URL にアクセスしてください．右下の QR コードからでもアクセスできます．
　http://www.kinpodo-pub.co.jp/thetextesd/
② 画面の表記にしたがって，動画視聴ページへお進みください．

I

大腸ESDの準備

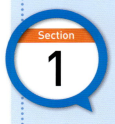

適応病変選択

2012年に保険適用されて以来，使用デバイスの進歩や手技の確立等もあり，大腸ESDが活躍する機会が増えている．ESDを施行するにあたって，適応病変か否かの見きわめは重要である．ここでは，内視鏡治療の適応，ESDの適応，大腸ESDの保険適用，術前診断について説明する．

大腸癌に対する内視鏡治療の適応

「大腸癌治療ガイドライン医師用2016年版」[1]では，内視鏡治療の適応の原則は，「リンパ節転移の可能性がほとんどなく，腫瘍が一括切除できる大きさと部位にある」ことと記載されており，大腸癌の内視鏡治療の適応基準は以下の3点である．
① M癌，粘膜下層への軽度浸潤癌
② 大きさは問わない
③ 肉眼型は問わない

大腸癌の内視鏡治療では，病理組織学的な検討が必須であるため，一括切除が大原則となる．そのため大腸癌が疑われる病変において，術前診断は，適応の判断だけでなく，内視鏡治療手技を決めるためにも必須である．

大腸ESDの適応

「大腸ESD/EMRガイドライン」[2]では表1を適応としている．

表1 大腸ESDの適応病変

内視鏡的一括切除が必要な下記の病変
1) スネアEMRによる一括切除が困難な，
　・LST-NG，特にpseudo-depressed type
　・V_i型pit patternを呈する病変
　・T1（SM）軽度浸潤癌
　・大きな陥凹型腫瘍
　・癌が疑われる大きな隆起性病変[※1]
2) 粘膜下層に線維化を伴う粘膜内腫瘍[※2]
3) 潰瘍性大腸炎などの慢性炎症を背景としたsporadicな局在腫瘍
4) 内視鏡的切除後の局所遺残早期癌

注）※1：全体が丈高の結節集簇病変（LST-G）も含む．
　　※2：biopsyや病変の蠕動によるprolapseに起因するもの．

（文献2より引用）

ESDの最大の利点は，大きさに関係なく完全一括切除が可能であることである．いい換えると，「内視鏡治療適応病変であり一括切除が必要であるが，スネアリングでは分割切除のリスクがある病変」がESDの良い適応と考えられる．

大腸ESDの保険適用

大腸ESDは2012年4月に保険適用となった（表2左）．大腸ESDの保険適用は「5cm以下」と大きさの制限があったが，内視鏡技術・周辺機器の進化により，5cm以上の病変でも安全性が高まってきており，2018年より大きさの制限が撤廃された（表2右）．しかし一方で，早期癌または腺腫に対して算定できていたが，腺腫は削除された．今後の対応をどうするか，動向を見る必要がある（図1）．

表2 大腸ESDの保険適用の変更

【2018年の改正前】	【2018年の改正後】
K721-4　早期悪性腫瘍大腸粘膜下層剥離術　18,370点	K721-4　早期悪性腫瘍大腸粘膜下層剥離術　22,040点
(1) 短期間又は同一入院期間中において，回数にかかわらず，第1回目の実施日に1回に限り算定する．	(1) 短期間又は同一入院期間中において，回数にかかわらず，第1回目の実施日に1回に限り算定する．
(2) 経内視鏡的に高周波切除器を用いて病変の周囲を全周性に切開し，粘膜下層を剥離することにより，最大径が2cmから5cmまでの早期癌又は最大径が2cmから5cmまでの腺腫に対して，病変を含む範囲を一括で切除した場合に算定する．	(2) 経内視鏡的に高周波切除器を用いて病変の周囲を全周性に切開し，粘膜下層を剥離することにより，最大径が2cm以上の早期癌又は最大径が5mmから1cmまでの神経内分泌腫瘍に対して，病変を含む範囲を一括で切除した場合に算定する．ただし，線維化を伴う早期癌については，最大径が2cm未満のものに対して実施した場合でも算定できる．
(3) 早期悪性腫瘍大腸粘膜下層剥離術と同時に施行した内視鏡的止血術の手技料は所定点数に含まれ，別に算定できない．	(3) 早期悪性腫瘍大腸粘膜下層剥離術と同時に施行した内視鏡的止血術の手技料は所定点数に含まれ，別に算定できない．

ⓐ

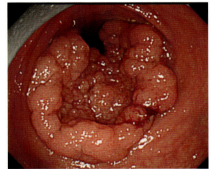
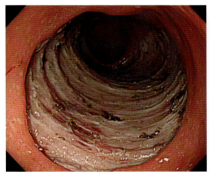
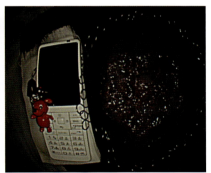

直腸，80mm，LST-GM病変．一括切除で病理診断はM癌．保険適用外から保険適用内病変に

ⓑ

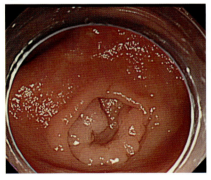
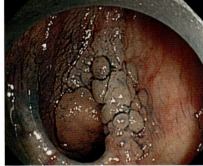

憩室内進展している大腸腺腫．EMRによる切除は困難であり，ESDが検討される．保険適用内であったが，保険適用外病変となる．今後の対応をどうするべきか検討が必要である

図1　保険適用変更の影響を受ける例

術前診断

いずれにせよ，ESDの適応を決める際には精度の高い質的診断が必須であり，我々は必ず自施設で術前に再度内視鏡検査・診断を行うようにしている．また，同時に治療手技選択・戦略確認（難易度の確認）を行うようにしている（図2）．

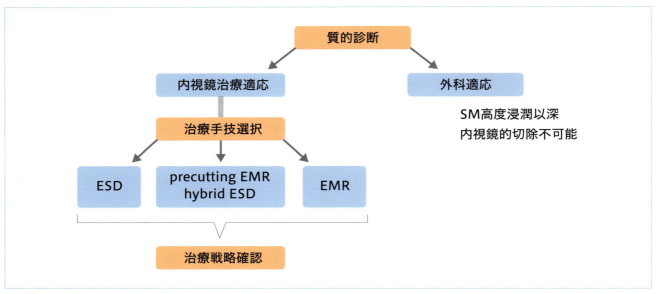

図2 術前内視鏡診断

本書はESDのテクニックを解説する本であることから，質的診断の詳細については割愛するが（必ず他書を読み漁り修練すること），通常光診断，画像強調・拡大観察を用いて総合診断を行うことが重要である．また，いわずもがなであるが，内視鏡適応と判断した際には生検は禁忌といっても過言ではない．生検で粘膜下層に線維化を生じること，また生検部位によっては正しい病理学的診断とならない可能性があるためである．

内視鏡治療の適応と判断した場合には，次にどの治療がベストかを判断する．我々の施設では現在，計画的EPMRはほぼ行っておらず，EMR，precutting EMR/hybrid ESD，ESDのいずれかが基本的には選択される．

誤解のないように補足しておくと，エキスパートであれば病理診断に支障のないEPMRによる分割切除が施行可能と思われるが，トレイニーの段階では多分割EMRとなってしまい，逆に病理診断に支障をきたすことがある．エキスパートであれば逆にOKとしているくらい，計画的EPMRも十分な修練を必要とする手技と考えている．

病変側の要因（サイズ，肉眼型，深達度診断，線維化の予測），術者側の要因（解剖学的部位，内視鏡の安定性・操作性，重力，患者の体位，反転操作の可否）を総合的に判断し，治療手技の選択，および戦略の確認を行う．この過程はトレイニーに特に大切である．また大腸は解剖学的特性上，治療開始後フレキシブルな戦略の変更を求められるシーンがある．常にプランB・プランCを思い描いておくことが重要である．

precutting EMR/hybrid ESD

　当院では，2〜3cmの無型性の病変か，2cm以下でも局注が不良で挙上が不十分で腺腫もしくは粘膜内病変と診断された病変に対してprecutting EMR/hybrid ESDを適応としている（SM浸潤）の可能性がある病変に対しては，より確実な粘膜下層深層での切除を目的とし，ESDを選択することが多い）．最近では，先端にナイフが付いたスネア（図3）もあり，スネア1本で切開剥離・スネアリング（precutting EMR/hybrid ESD）が可能であり，手技時間の短縮だけでなくコスト面でも優れている．

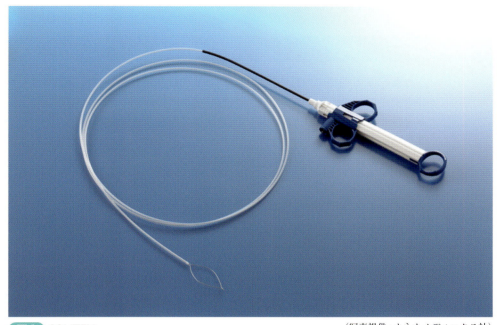

図3　SOUTEN
（写真提供：カネカメディックス社）

- ▶決して保険適用外の治療を推進するわけではない．しかし，病変のポテンシャルから総合的に妥当な大腸ESDの適応を判断すべきである．
- ▶術前診断により，治療手技選択・治療戦略確認を事前に行うこと．
- ▶ESDがすべてでなく，他の選択肢があることも念頭に置くこと．
- ▶上記が完全に理解できてないトレイニーは，まだESDのスタートラインには立てていないと思うべし．

引用文献
1) 大腸癌研究会編．大腸癌治療ガイドライン医師用2016年版．金原出版，2016．
2) 田中信二，樫田博史，斎藤豊ほか．大腸ESD/EMRガイドライン．Gastroenterol Endosc 2014; 56: 1598-1617．

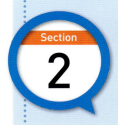

Section 2 前処置方法

大腸ESDでは，大腸内視鏡検査などと同様に腸管を洗浄する前処置が必要である．良好な視野の確保のほか，症状の重篤化を防止するためにも適切かつ有効な前処置法を知ることは重要である．ここでは，NTT東日本関東病院での大腸ESDにおける前処置方法について説明する．

前処置の重要性

　大腸ESDと通常の大腸内視鏡検査において，基本的には前処置方法は同様である．しかし，治療内視鏡では，残渣があると術中の良好な視野の確保の妨げとなること，また万が一術中穿孔や遅発性穿孔が生じてしまった際に，汎発性腹膜炎の重篤化のリスクがあることなどから，より確実な腸管洗浄が求められる．現時点では大腸ESDの患者は，全例で前日には入院としているため，監視下での食事管理・前処置管理を徹底している．

　以下に，当院での前処置の流れを示す（図1）．

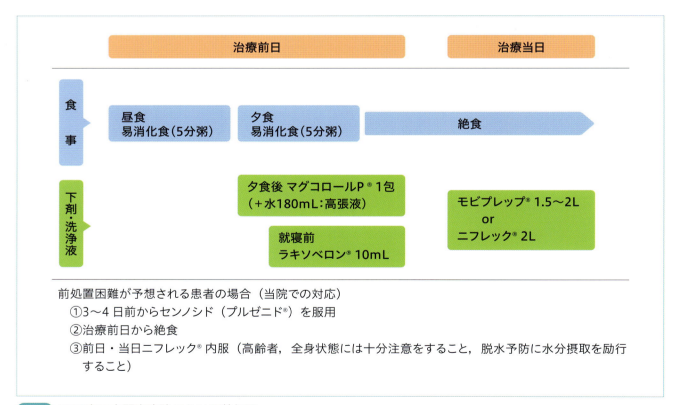

図1　NTT東日本関東病院における前処置

治療当日の下剤内服開始時間は一律とせず，ESD開始予定時間を考慮する．

> 例：9時30分開始予定 → 当日5時前処置開始
> 　　13時開始予定　　 → 当日8時前処置開始

治療開始予定時間の2時間前には，前処置の状況を確認し，状況に応じて追加の指示を入れるようにする．

前処置完了は，遅いのは困りものだが逆に早すぎても一度洗浄された後の第2陣の便汁が来て，べたついた大腸粘膜となるため，下剤開始時期や，間での確認は重要である．そのために，外来での便秘の有無などの十分な問診，術前検査時の前処置の状況を必ず記録に残しておき，食事・前処置内容を適宜強化する．また，入院していると体動が少なくなり，外来での検査時より前処置に難渋することがあることも念頭に入れておく．

まとめ

▶ 前処置は徹底して行う．

column

おしゃれなESDは足元から

高周波のペダルを踏む際，何で踏んでいますか？　多くの先生は普段病院で履いている靴やサンダルでESDを行っていることと思います．

大圃先生は，裸足で踏んでいます．最近では，対外的な体裁（メディア，院内の感染対策など…）も考慮して五本指の靴を履くこともありますが，基本的なコンセプトとして，いかにダイレクトに足や指の動きをペダルへ伝えられるかを重要視しています．それは，血管を処理しつつ剥離を続けるような場合には，太い血管なら少し長く凝固しつつその後，細い血管なら1回凝固しすぐ切開モードなどと，ペダルを踏む時間を微妙に調整しなければならないからです．それでは，教え子の先生が全員裸足かとなると，実はそれは様々で，靴下や，靴で行っている先生もいます．

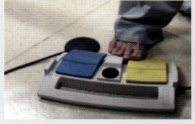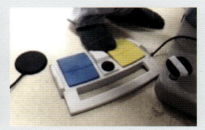

裸足スタイル（左）と靴下スタイル（右）

勘違いしないでいただきたいのは，足元をおしゃれにしてほしいのではなく，おしゃれなESDをするために，どういう足元にしておくのかということです．海外で，ESDハンズオンで女性の先生が美しいハイヒールでセレブ感漂うトレーニングをしている様子を見ると，足元ばかり気になってしまい，正直，教えづらいです．

内視鏡はよく手の話がでてきますが，足元をすくわれないようにしてほしいと思います．

（千葉秀幸）

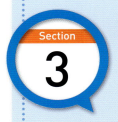

周術期マネージメント

大腸ESDの周術期マネージメントを漏れなく行うためには，クリニカルパスを使用することが有用である．医師・患者・コメディカルが共通認識をもつことで，効率的かつ満足度の高いチーム医療が可能となる．術前・術中・術後のそれぞれにおける管理と患者指導のポイントを解説する．

入院期間

　　当院では，2007年よりクリニカルパスを導入している（図1）．周術期のチェック事項が確立され，術前・術中・術後と効率的で安全なチーム医療ができるものと考える．また，クリニカルパスの一番の利点として，医師・コメディカルともに共通の認識をもつことで偶発症に対する早期発見・対応が可能となることが挙げられる．

　　また，85歳以上もしくは重篤な基礎疾患がある患者の場合をハイリスク症例と考え，術後高度治療室（high care unit：HCU）管理としている．術翌日に回診し，全身状態に問題なければ一般床とする．

術前管理

抗血栓薬

　　抗血小板薬・抗凝固薬の休薬は，「抗血栓薬服用者に対する消化器内視鏡診療ガイドライン」に沿って行っている（ESDは「出血高危険度群」に分類）[1]．ただし，血栓症高危険群・低危険群で休薬の対応が異なること，ガイドライン発行以降もすでに多くの新規抗血栓薬が発売されていることから，事前に処方医と相談し休薬の可否を検討すること，循環器科・脳神経外科など他科と綿密にコンサルトを行うことが重要である．服用再開は止血が確認できた時点からとされているが，休薬が困難である場合には術当日より再開し，慎重に経過をみるようしている．

治療前処置

　　「前処置方法」（☞6頁）を参照．

抗菌薬

　　予防的な抗菌薬の投与は行っておらず，術中の穿孔や，そのリスクがある症例では治療中または治療直後より抗菌薬治療を開始する．

術中管理

鎮静・鎮痛剤

　　大腸ESDでの鎮静・鎮痛の目的は，腹部膨満感やスコープ挿入による患者の苦痛を軽減すること，患者の不安感を取り除くことにある．これは，すなわち安定した条件・術野を確保して処置を行うことにつながり，良好な治療成績に直結する．

　　当院では，ほぼ全例で鎮静・鎮痛を行っており，鎮静剤としてフルニトラゼパム，鎮痛剤としてブプレノルフィン塩酸塩，またはペチジン塩酸塩を併用している．術中は，鎮静担当医師と，看護師・検査技師が，患者の状態や苦痛などを評価し，適宜，薬剤投与を行っている．

〈医療者用〉

■医療情報

パス名	ESD　内視鏡的粘膜下層剥離術（大腸）
患者氏名：	号室　担当医師：
	歳　男・女　看護師：
ID：	

	ステップI	ステップII			ステップIII		ステップIV
	／（　）	／（　）			／（　）	／（　）	／（　）
	治療前日	治療当日	治療中	治療後	術後 1日目	術後 2日目	術後 3日目	術後 4日目（退院日）
ゴール	安全に検査（処置）に望むことができる	重篤な合併症（出血、穿孔）なく経過する			合併症がおこらず、食事が問題なくすすむ			退院後の生活の注意点が理解できる
指標	□治療目的・方法が理解できる □血液・画像データの確認 □抗凝固剤が中止されている	□バイタルサイン（Bp 150〜80/90〜60以上・HR 100未満40以上・SpO₂ 94%以上）が安定している □血便がない □腹痛がみられない			□腹痛・嘔吐・嘔気がみられない □血便がみられない	□治療後の必要を理解できる □排便の観察ができる		□退院後の生活の注意点が理解できる □退院後の生活の注意点が理解できる 出血がない
計画内容の確認								
経過記録 観察	□バイタルサイン（入院時）	□バイタルサイン（検査前）		□バイタルサイン（帰室時、30分後、1時間後、2時間後） □バイタルサイン（準夜） □腹痛 □発熱 □嘔気・嘔吐 □排便（有無と色） □SpO₂	□バイタルサイン（各勤務帯） □腹痛 □嘔気 □嘔吐 □排便（有無と色） □データ確認	□テンプレート □バイタルサイン（各勤務帯） □腹痛 □嘔気 □嘔吐 □排便（有無と色）	□バイタルサイン（各勤務帯） □腹痛 □嘔気 □嘔吐 □排便（有無と色）	□テンプレート □腹痛 □排便（有無と色）
検査 検体検査 生理検査 内視鏡・放射線	□採血 □心電図（安静時） □レントゲン（胸部X-P（PA, RL）腹部臥位）		□内視鏡検査		□採血（血算、生化）			
治療 処置 処方 注射	身長・体重測定 持参薬の確認 眠前下剤内服（マグコロール1包+ラキソベロン1本）	朝よりモビプレップ1.0〜1.5L+ガスコンドロップ10mL（混ぜて飲ませる） 		鎮痛・鎮静剤使用	□術当日の点滴	□術後1日目の点滴	□術後2日目の点滴、終了抜針	
食事・飲水	朝　易消化5分粥（乳製品禁） 昼　易消化5分粥（乳製品禁） 夕　易消化5分粥（乳製品禁）	食止め 食止め 食止め		□術当日の点滴 □飲水フリー	□術1日目の点滴 □飲水フリー	□飲水フリー	□飲水フリー	□飲水フリー
					食止め（通常） 食止め（通常） 食止め（通常）	食止め（通常） 易消化5分粥 易消化5分粥	易消化5分粥 易消化全粥 易消化全粥	易消化全粥 易消化全粥 易消化米食
活動	フリー			3時間ベッド上安静 （ただし2時間後からトイレ歩行のみ可） □初回排尿時トイレ付き添い □初回便性状観察	□フリー □外出禁止 □清拭のみ可	□フリー □外出禁止 □清拭と洗髪のみ可 □退院指導	□フリー □外出禁止 □シャワー可	□フリー □外出禁止上入浴可 □退院後処方確認 □次回受診日確認 □退院指導内容再確認
教育指導	□IC：主治医より（手術・検査治療・入院診療計画書Jの説明） □Nsオリエンテーション							
バリアンス								

図1 NTT東日本関東病院のクリニカルパス

(NTT東日本関東病院 消化器内科, 2007)

Section 3　周術期マネージメント

〈患者用〉

【治療名：内視鏡的粘膜下層剥離術（大腸）ESD　　　　　】を受けられる　　　　　　　　様へ

月日 経過	入院日　／（　）	治療当日　／（　）	治療後1日目　／（　）	治療後2日目　／（　）	治療後3日目　／（　）	退院日　／（　）
目標	不安なく治療を受けることができる	内視鏡的粘膜下層剥離術	合併症を起こらずに治療をおえることができる	合併症が起こらず食事が進む		退院後の生活について理解できる
内服薬	医師指示の内服薬　持参薬の確認　夕食後マグコロールP（下剤）　21時ラキソベロン1本（下剤）	医師指示の内服薬　※ガスコンドロップはモビプレップを内服します。※ガスコンドロップはモビプレップの中に混ざっています（便の状態により変更することがあります）		医師指示の内服薬		
検査	採血・心電図　レントゲン・身長・体重測定		採血			
治療		内視鏡的粘膜下層剥離術				
注射・点滴		術当日の点滴　（場合によって鎮痛剤・鎮静剤の使用）	術後1日目の点滴	術後2日目の点滴　終了後針を抜きます		
食事	昼・夕：易消化5分粥　（乳製品禁止）	朝～食止め	朝～食止め	朝・食止め　昼・夕：易消化5分粥	朝：易消化5分粥　昼・夕：易消化全粥	朝：易消化全粥
飲水	飲水フリー	水は治療前まで可　食堂の給湯器のお茶は粉が残るので飲まないでください　帰室後3時間以降からは少量飲水可	飲水フリー	飲水フリー	飲水フリー	飲水フリー
安静	フリー	帰室後2時間はベッド上（尿瓶）　3時間までほトイレまで、その後は病院内フリー　治療後初めてのトイレは付き添うので呼んでください	フリー　外出不可	フリー　外出不可	フリー　外出不可	フリー　外出可
清潔	フリー	治療前までフリー　治療後は更衣のみ	清拭（身体を拭くのみ）	清拭と洗髪のみ	シャワー可	退院後より入浴可
説明	医師より説明　看護師よりオリエンテーション　薬剤師より薬の説明があります	治療後排便がない方がほとんどどです。出血の原因になるので無理にいきまないようにしてください　鎮痛剤・鎮静剤の影響で治療後は、ふらつくことがあります。必ずナースコールを押してください	治療後、初めて便は出血の有無を確認しますので、看護師を呼んでください　お腹が痛い・嘔気・熱がでた・便が黒い・赤いときはお知らせください	退院後の注意点を説明します（パンフレットを渡しします）		次回外来受診日　退院時処方確認　退院指導内容再確認

※この入院計画表は現時点で予想されるものであり、症状に応じて変更になる場合があります

説明日：　　　年　　　月　　　日

患者氏名　　　　　　　　　　　　　　　　ご家族　　　　　　　　　　　患者との関係（　　　）

主治医　　　　　　　　　　　　　　　　　担当医

看護師

図1 NTT東日本関東病院のクリニカルパス（つづき）

（NTT東日本関東病院 消化器内科, 2007）

モニタリング

術中は，脈拍と経皮的動脈血酸素飽和度（SpO_2）のモニタリングを常時行い，5分間隔で血圧の測定を行っている．また，鎮静による副作用があることをよく理解しておく必要があり，呼吸抑制と循環抑制には特に注意する必要がある．特に呼吸に関しては重要視しており，呼気終末二酸化炭素（$EtCO_2$）濃度も測定することによって呼吸数と呼吸の深さを常時観察している（図2）．

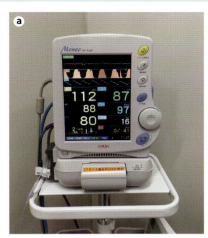
ベッドサイドモニター
（カプノモニター付き）

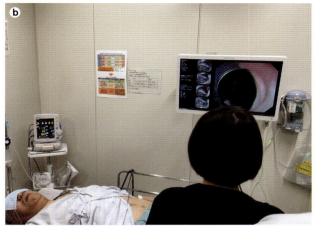
術者・介助者から見やすい位置にモニターを設置

図2 術中の様子

術後管理

安静度

鎮静から回復するまでの目安として術後2時間はベッド上安静としている．バイタルサイン，腹部症状の有無などの確認を行い，トイレ歩行から開始とする．トイレ歩行開始後は特に制限を設けていないが，初回トイレ歩行時は必ず看護師付き添いで行っている．また，排便に関しては適宜看護師が状況を確認している．

食事管理

術後の2大合併症は遅発性穿孔・後出血である．腹痛，発熱などの臨床所見，持続する血便などがないことを確認してから食事を開始する．当施設では，術中・術後の経過に問題がなければ，安静解除後より飲水（水，お茶可）や内服を許可し，食事は翌々日（第2病日）に易消化食（5分粥）から開始している．

術中穿孔をきたした場合も，しっかり縫縮して対処できていればまったく同様に飲水や内服を許可している．当初は驚いたが，そもそも腸管内に下剤の残存や腸液があるわけで，完全に絶飲食にする意味もないという指導を受け納得できた．もちろん緊急手術が必要になりそうな場合は，極力胃内を空にしておくことが望ましいので，その限りではない．いずれにせよ必ず事前に医師による診察を行い，許可を出すようにしている．以後第3病日より全粥，第4病日に退院としている．

治療時に筋層のダメージが疑われる場合や，治療翌日の血液検査所見，臨床症状によっては食事開始の延期を検討する．明確な基準は設けていないが，チームで回診・カンファレンスを行い決定するようしている．最も重視しているのは臨床症状や身体所見であり，血液検査所見は参考までにとどめている（高齢者では身体所見でわかりづらいことがある点は注意する）．

患者指導

退院時に患者指導として，退院後1週間（治療後2週間）の食事指導と「飲酒」「運動や腹圧をかける行為」「遠方への出張や旅行」は控えるようにパンフレットを使用し説明している．やむを得ず近隣に入れない場合には，必ず紹介状（治療日・治療部位・術後経過，予測される事態，我々の連絡窓口を明記）をもたせるようにしている．

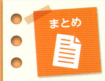

まとめ
- クリニカルパスを使用した周術期の管理を行うことで，満足度の高いチーム医療を提供できる．
- 臨床症状や身体所見を重要視している．

引用文献

1) 藤本一眞, 藤城光弘, 加藤元嗣ほか. 抗血栓薬服用者に対する消化器内視鏡診療ガイドライン. Gastroenterol Endosc 2012; 54: 2075-2102.

Column チームプレーの醍醐味

ESDの介助は，医師，看護師，検査技師，だれが入っていますか？ 介助内容としては，処置具の出し入れ，局注のタイミング・量・スピード，次の一手を予想するだけではなく，術者がいかに気持ちよく処置が続けられるか．ESDは決して一人で行っているものではありません．外科手術では，術者の助手や器械出し看護師も非常に重要な立場を担っています（テレビの医療ドラマでは，助手よりむしろ看護師の方が目立っている気がする……）．

つまり，阿吽の呼吸で，術者がいかにスムーズに腕をふるえるか．デバイスを渡す速さ，その位置，そして術者のスコープさばきのみならず，目線や息づかいでさえも勉強になります．術者は基本的に内視鏡画面からは目を切りません．そこへ手を出して，その手に速やかにデバイスを渡す．ESDの手技に限ったことではありませんが，手技をよく理解している介助者と一緒に手技を行うとどれだけ安心でしょうか．そういった意味では積極的にESDの介助に入っていただきたい．余裕のある指導医は，いかなる場面でも慌てないし騒ぎません．しかし，時に迷うことがあるし，長時間になれば疲れることもあります．そこで介助者がぼーっとしているようでは，悲しくなってしまいます．

私にもサイズが200mm近い早期胃癌で5時間程かかるESDを経験したことがあります．そのとき，介助の先生が気を遣ってくれ，スマートフォンでBGMをかけてくれ，テンションをあげたいときにはアップテンポな音を，終わり際には"負けないで"，そして最後には"サライ"．最後のゴールテープを切るまで励ましてもらったことがあります．もう一度同じESDをしたい，とは思いませんが，まさにチームワークを感じた瞬間でした．いい指導医は，いい術者を育て，その逆もしかりだと思います．

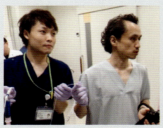

ESD中の介助者との写真

（千葉秀幸）

Section 4 高周波設定

ESDを安全に遂行するためには，高周波設定に関する最低限の知識を身につけ，状況に応じたモードの使い分けが必要である．VIO300D，VIO3の我々が使用している設定とともに，高周波設定のポイントを解説する．

当院での高周波設定

これまでは"Simple is best"で，術中は原則的に高周波の設定を変えることなく，経験に基づいてターゲットとしている組織の束の量や密度，脂肪の多さなどをその場で判断し，それに対しどのくらいのスピードでデバイスを動かすのか，または切開モードにするか凝固モードにするかなどを考えつつ処置を行ってきた．最近は臨床工学技士が2名加わり，これまでの経験のみではなく理論に基づいた高周波出力設定を加えることで，より安全で効率的なESDへと変化してきている．

VIO3とVIO300Dの設定の違い

VIO300Dを使用する場合，メインの凝固モードは剝離や止血時の焦げが少ないSwift凝固を使用している．ただし，血管や脂肪が多い場合は，止血能の高いForced凝固（Forced Coag Effect 2 45W）に切り替えている．

一方で，VIO3を使用する場合，凝固モードはForced凝固をメインに使用している．毎秒25,000,000回のメス先抵抗をフィードバックすることで過不足のない出力が得られ，焦げや出血が少ないクリーンな剝離が可能となるためである．我々の使用感では，過放電されない分，止血力が若干マイルドになったと感じることがある．出血の際は，出血点をピンポイントで捉えること，止まりにくいときは迷わず止血鉗子を使用することをお勧めする．

また，ENDO CUTモードは両者に違いはないが，実はVIO3は後述するPower Peak System（PPS）が搭載されていない．VIO300Dよりも立ち上がりが鋭く切開が開始され，PPSに頼る必要がなくなったためである．ここで注意していただきたいのが，VIO300Dの感覚でVIO3を使用すると切れ始めが一瞬早いため切れやすく感じる場合があることである．我々のようにラピッドステップで粘膜切開する施設には注意していただきたい（表1）．

表1 高周波設定

用途	ナイフ	VIO300D 切開	VIO300D 凝固	VIO3 切開	VIO3 凝固
粘膜切開	DualKnife	ENDO CUT I Effect 2 cut duration 2 cut interval 2		ENDO CUT I Effect 2 cut duration 2 cut interval 2	
粘膜下層剝離	DualKnife	ENDO CUT I Effect 2 cut duration 2 cut interval 2	Swift Coag Effect 2 45W	ENDO CUT I Effect 2 cut duration 2 cut interval 2	Forced Coag Effect 5.5
小出血凝固	DualKnife		Swift Coag Effect 2 45W		Forced Coag Effect 5.5
出血凝固	止血鉗子		Soft Coag Effect 6 60W		Soft Coag Effect 7 （Quick start：on）

当施設では，DualKnifeをメインデバイスとしている．その他のデバイスを使用する際は他のハンドブックなどを参考に推奨のモードも知っておくこと

電流と電圧

ESDを安全に遂行するには電流と電圧について知る必要がある．以下に注意し，デバイスのコントロールと高周波設定をする必要がある．

電流（電流密度）（図1）[1]

電流は1点に集中するほど発熱量が大きくなるため切開能力が高くなり，逆に分散されると凝固能力が高くなる．使用するデバイスの形状や組織への接触によって変化する．

電圧（放電圧）（図2）[2]

放電による凝固層の深さは電圧の大きさに影響を受け，モードやエフェクトによって調整することができる．凝固能を高めるあまり，過度な設定をしてしまうと組織炭化や血管の破綻が起きてしまうため注意が必要である．

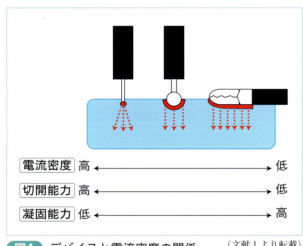

図1 デバイスと電流密度の関係 （文献1より転載）

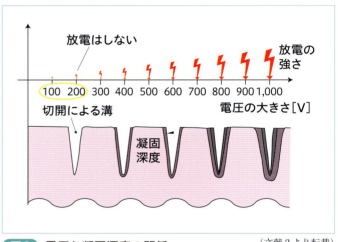

図2 電圧と凝固深度の関係 （文献2より転載）

各モードと特徴

ENDO CUTモード（図3）

設定項目が3つあり，何となく設定されているモードをそのまま使用している読者が多いかもしれないので今回を機に学習してほしい．3つとは，①電圧の大きさ（effect），②切開の時間（cut duration），③切開の速度（cut interval）であり，独自に設定できるようになっている．

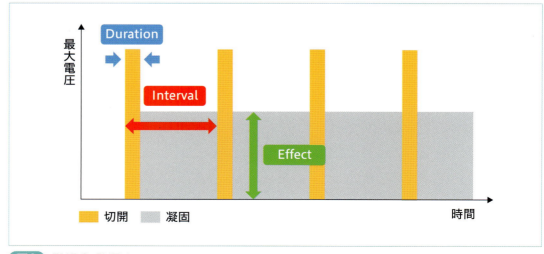

図3 ENDO CUT I

①電圧の大きさ（effect）
　切開時ではなく切開休止時の電圧を変えることによって，凝固効果を変えることができるため，切開効果を変えずに凝固効果のみを変更できる．設定は4段階．

②切開の時間（cut duration）
　1回に進行する切開の時間．設定は4段階．cut durationが上がると，1回の切開時間も大きくなる．

③切開の速度（cut interval）
　1サイクルの間隔を変えることで，速く切るかゆっくり切るかを調整する．設定は10段階．

Swift凝固

　切開同時止血力をもった凝固モード．迅速で効果的な凝固出力に加えて切開成分も得られるため，高い止血力を発揮しながら組織を剥離することに適している．

Forced凝固

　切開同時止血力をもった凝固モード．Swift凝固よりも止血力が高い．VIO3では火花の発生を検知して出力を止めるオートストップ機能も選択可能となった．

Soft凝固（図4）[3]

　止血に特化した純粋な凝固モード．他のモードが放電する凝固であるのに対して，放電しない凝固（Soft凝固）と考えるとわかりやすいかもしれない．放電しないため，高熱にならずに低温で組織を脱水・乾燥処理することができ，組織表面が炭化しない，放電による血管の破綻を防ぐなどの利点がある．

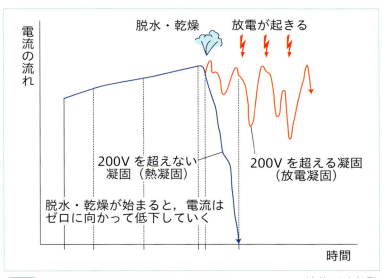

図4 Soft凝固の高周波電流の経時変化　　　（文献3より転載）

　一方，不慮の組織損傷はないが，熱が深部まで伝わってしまう恐れがある．止血をすみやかにピンポイントで行うためには，高いエフェクトを用いて短時間で浅い層に熱を加えるのがコツである．VIO3ではクイックスタートモードが搭載され，瞬時に凝固を得ることができるようになった．

クイックスタートモード：マーキングや，止血時に止血鉗子やハサミ型鉗子などで使用する．

切開と凝固の使い分け

次にシチュエーション別での高周波の使い分けだが，我々の施設の特徴として，剥離時に常に凝固波を使用するのではなく，血管や脂肪が明らかに豊富でない限りはむしろ切開波を積極的に使用している（表2）．大腸ESDは潜り込みまでが一番の関門であり，凝固波で剥離を行うと粘膜が縮れて収縮してしまい，粘膜下層への潜り込みに苦慮することがある．胃に比べて，血管が豊富な臓器ではないため，常に凝固波である必要はないと考えている．

表2 高周波の使い分け（大腸：DualKnife）

操作	切開	凝固
粘膜切開	◎	×
辺縁トリミング（脂肪と血管乏）	◎	○
辺縁トリミング（脂肪と血管多）	×	◎
粘膜下層剥離	◎	○
止血	×	◎

Power Peak System（PPS）

PPSとは，VIO300Dに搭載されている切開開始の大きな出力が必要なときに瞬間的に出力を上昇させる機能である．この機能により，切開時のタイムラグや引っかかりを防ぐことができる．切開ペダルを踏んだ瞬間に働くよう設計されているため，切開したいタイミングでペダルを踏むことで，まさに切開が可能となるため，こちらでタイミングをコントロールすることが可能となる．

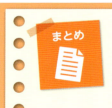

- 電流と電圧について最低限の知識を身につけてデバイスコントロールすること．
- 自分の設定モードの特性は知っておき，状況で使い分ける選択肢も備えておくこと．
- 剥離時にも積極的に切開波を使用する．
- VIO300Dでの切開時にはPPSを利用すること（VIO3は立ち上がりが若干違うため注意）．

引用文献

1) 大圃 研編．大圃組はやっている！ 消化器内視鏡の機器・器具・デバイスはこう使え！．金芳堂，2017；125．
2) 大圃 研編．大圃組はやっている！ 消化器内視鏡の機器・器具・デバイスはこう使え！．金芳堂，2017；126．
3) 大圃 研編．大圃組はやっている！ 消化器内視鏡の機器・器具・デバイスはこう使え！．金芳堂，2017；141．

Section 5 内視鏡選択

ESDにおいて，デバイスの選択は処置の成否を決める要素の1つである．スコープの特性を知っているからこそ，何ができて何ができないかの判断が可能になるのである．当院で使用しているスコープを紹介するとともに，スコープ選びのポイントを解説する．

スコープに求められる条件

大腸ESDにおいて必要と思われるスコープの条件は以下の3点である．
①操作性
②鉗子口径
③送水機能

操作性

操作性は最も重要なポイントである．操作性では，病変にいかにアプローチできるか（順方向なのか，反転なのか），またいかに病変に早く潜り込めるかという点を考える必要がある．アプローチという点で，襞跨ぎや襞裏，屈曲部では時に反転操作が必要なため小回りのきくスコープが望ましい（例：オリンパス社の処置用下部スコープはダウンアングルが180°，上部処置用スコープは90°であり，ダウンアングルで襞を押さえる操作が多い病変では下部スコープが望ましい，など）．一方，病変への潜り込みという点でも細径，特に先端径の細いスコープほど粘膜下層に素早く潜り込みやすい．

鉗子口径

鉗子口径に関しては，ESDデバイスや止血鉗子は2.8mmのチャンネル径以上で使用できるものがほとんどであるが，デバイスを挿入したまま吸引をする必要性があることを考えると，3.2mmの鉗子口径が望ましい．一方で，それ以上の鉗子口径となると，デバイスと鉗子孔の間隙のあそびが大きくなり，デバイス先端がふらついてしまい繊細な操作の妨げとなる（大は小を兼ねない）．

送水機能

ESDにおいて，出血のコントロールは成否および手技時間に影響を及ぼす大きな因子である．たしかに大腸ESDに関しては，出血してもレンズの送水機能程度でほとんどが止血可能であるが，まれな勢いのある出血の際にはやはり早急に出血点を同定できることがありwater jet機能があるに越したことはないと考える．

一方で細径のスコープとなると，盲腸や上行結腸など深部結腸での処置においてループを形成したり，そもそも病変まで辿り着かないこともある．その場合には，バルーンオーバーチューブを使用することで，S状結腸の屈曲や癒着，脾彎曲の突き上げなどによるスコープのたわみ，パラドキシカルムーブメントを予防することができるので非常に有用である（図1）[1,2]．

毎回必要以上に細かく考えてスコープを選択する必要はないが，各スコープの特性を把握したうえで処置を考える習慣が重要である．

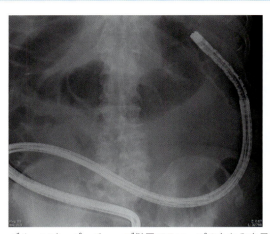
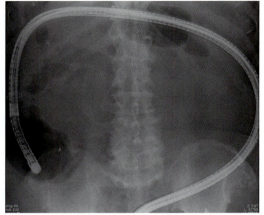

バルーンオーバーチューブ併用でスコープのたわみを予防できる

図1 バルーンオーバーチューブ併用でのESD

当院でのスコープ選択

　上記を踏まえたうえで，当院での具体的なスコープ選択について解説する．また，我々は術前の内視鏡検査を基本的に必須としているため，その際にスコープの選択についても必ず事前に確認するようにしている．

　原則的な考え方としては，上部用スコープで病変に容易にアプローチできる場合は，上部用スコープを使用している．より径が細いということもあるが，それ以上に直腸やS状結腸遠位側の病変に対して下部用のスコープでアプローチすると，肛門から体外に出ているスコープ部分が長くなりすぎてしまい，スコープの取り回しが悪くなるからである．

　それ以外の病変に対しては，下部用スコープを使用する（表1）．

　横行結腸以深については，操作性が悪い場合には，バルーンオーバーチューブ〔ST-CB1：全長770mm，最細内径13.8mm（オリンパス社）〕を併用している（図2）．

表1 各社スコープのスペック

	メーカー	銘柄	先端部径	チャンネル径	アングル角度*	鉗子口位置
上部用	オリンパス	GIF-Q260J	9.9mm	3.2mm	210/90/100/100	7時
	富士フイルム	EG-L580RD7	9.8mm	3.2mm	210/120/100/100	7時
	PENTAX Medical	EG29-i10N	9.9mm	3.2mm	210/120/120/120	7時
下部用	オリンパス	PCF-Q260JI	10.5mm	3.2mm	190/190/160/160	6時
	オリンパス	PCF-H290TI	10.5mm	3.2mm	210/180/160/160	5時半
	富士フイルム	EC-580RD/M	9.8mm	3.2mm	210/160/160/160	6時半
	PENTAX Medical	EC-3490TMi	10.5mm	3.2mm	210/180/160/160	5時

＊アングル角度は左からup/down/right/left

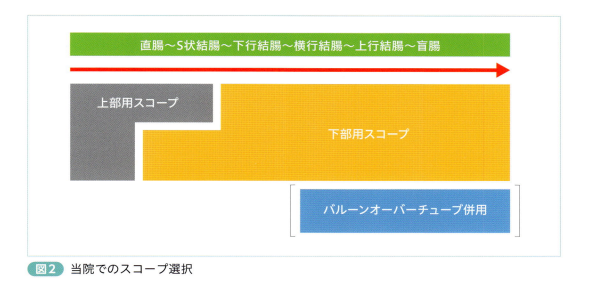

図2 当院でのスコープ選択

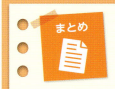
- スコープの選択については，事前の内視鏡検査で必ず確認をしておく．
- 直腸やS状結腸では上部用スコープも使用できる．
- 深部大腸ではバルーンオーバーチューブ併用が有用である．

引用文献

1) Ohya T, Ohata K, Sumiyama K et al. Balloon overtube-guided colorectal endoscopic submucosal dissection. World J Gastroenterol 2009; 15: 6086-6090.
2) Ohata K, Sakai E, Richard Ohya T. Balloon overtube can improve maneuverability of the endoscope during colorectal endoscopic submucosal dissection. Dig Endosc 2017; 29: 68-69.

Section 6 処置具選択

大腸ESDにおいて必要なデバイスは，ESDデバイス（メス）に始まり，止血鉗子・先端アタッチメント・局注液・CO_2送気などの周辺機器と多岐にわたる．我々はシンプルな戦略を好み，必要最小限の処置具しか使用していない．ここでは，我々の施設における処置具の選択について解説する．

ESDデバイス（メス）

メインデバイス＝先端系デバイス

大腸ESDでは，スコープの操作性に制限がありながらもピンポイントでの操作が求められるので，先端系デバイスがメインデバイスとなる．また，我々はフックナイフの代用としてナイフ先端のディスク部分を利用して線維を"フック"して剥離するといったテクニックを用いていることから〔到達目標⑩「剥離のコツ③」（☞45頁）を参照〕，DualKnife（図1）もしくはSplash M-Knife（図2）を使用している．

① DualKnife（オリンパス社）

ニードルタイプのナイフで先端がディスク型であり，先端で粘膜下層の線維をフックしやすい．大腸ESDには先端が短めの1.5mmのタイプが適している．先端は収納状態でも0.3mmほど先端のディスク部分が突出するように設定されており，その状態でも中等度の血管までであれば止血処置も可能である．

② Splash M-Knife（HOYA社 PENTAX Medical）

ナイフ長は2mmであるが，収納時にも0.5mm突出するように設定されており，マーキングや簡単な止血時に有用である．ディスクチップ（突起部）により組織のトラクション能力に優れている．ナイフ先端からの送水機能があるため，追加局注，視野の確保や出血点の確認が可能である．

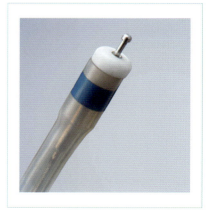

図1 DualKnife（オリンパス社）
（写真提供：オリンパス株式会社）

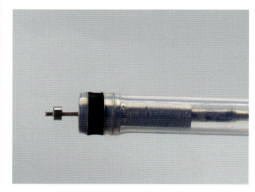 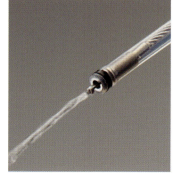

図2 Splash M-Knife（HOYA社 PENTAX Medical）

サブデバイス＝ブレード系デバイス

　ある程度粘膜下層の剥離が進んだ段階では，一度に多くの線維を剥離できるため，治療時間の短縮に有効である．一方，デバイスが2個必要になるためコストの問題があること，線維化例ではデバイスが線維化の硬さに負けて，上滑りすると病変に切れ込み，下滑りすると筋層に切れ込み，となる場合がある．ピンポイントで硬い線維化を切り裂いていく場合にはあまり向かない．また，接地面積が広くなるため，先端系デバイスに比べて出血が少ない．

①ITknife nano（オリンパス社）（図3）

　針状のナイフ先端にセラミックチップを装着したデバイス．セラミックチップの裏の電極が円盤状となっている．先端が絶縁体であるため穿孔のリスクが少ない．この特徴を利用して，粘膜下層トンネルをつくる際には"竹槍"のように使用ができ安全かつスピーディーである．また，サイズの大きい病変で，視野が安定している状態では先端径と比べ剥離速度が速い．

②ムコゼクトーム（HOYA社 PENTAX Medical）（図4）

　単線ブレードの周囲と先端を絶縁体でカバーしているデバイス．電極以外に通電させないことで，筋層方向と前方向への不慮の通電を防ぐことのできる設計になっている．ナイフの周辺および先端にも絶縁部が設けられているので，ナイフ背部の絶縁部を筋層側に，ナイフ側を粘膜側にもってくることで安全な操作が可能となる．介助者が適切な方向に回転させる必要があり，少々の慣れが必要である．

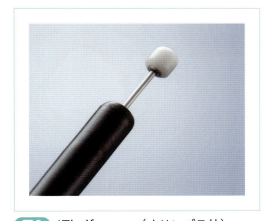

図3 ITknife nano（オリンパス社）
（写真提供：オリンパス株式会社）

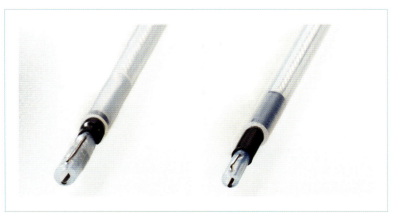

図4 ムコゼクトーム（HOYA社 PENTAX Medical）

先端アタッチメント

　視野の確保と，カウンタートラクションを得るために必須である．またアタッチメントが腸壁に接触することで呼吸や心拍，消化管運動の影響も軽減される．大きく分類すると，ストレートタイプと先細りタイプに分類される（図5）．

　先細りタイプは粘膜下層への潜り込みも容易となるが，我々は潜り込みをそこまで苦としておらず，視野の確保とスコープの操作性を優先している．そのため，ストレートタイプのフードを必要最低限の長さで装着するようにしている．

　また，他に選択する要因としては，硬さと突出長が挙げられる．硬いと粘膜や組織を傷つけるリスクがあるが，潜り込みにはある程度の硬さが求められる．突出長が長くなると，結局スコープの先端硬性部が長くなることにつながる．

　我々の考える必要最低限の長さの目安は，デバイスの出る位置でフード先端が視野に入ってくることである．そうなると，結果的に12時方向の視野もフード先端が見えることになる．それ以上先端突出長を長くしても，先端硬性部が長くなって視野が狭くなるだけでメリットはない（図6）．

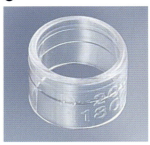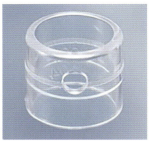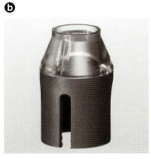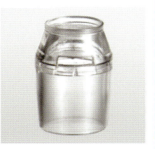

ストレートタイプ．いずれもオリンパス社製．左が先端長が2mmで側溝なしのタイプ（D-201-11802），右が先端長が4mmで側溝ありのタイプ（D-201-11804）	先細りタイプ．いずれも富士フイルム社製．左がSTフード，右がSTフードショートタイプ．STフードに比べて，突出長を短くし先端開口径を広げている

（写真提供：オリンパス株式会社）

図5 先端アタッチメント

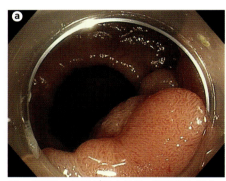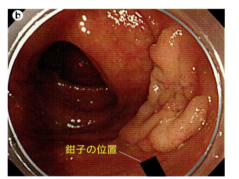

フード長め．視野が狭くなり，硬性部も長くなる	鉗子口の位置および12時方向で先端フードがギリギリ見える長さ．視野が広い

図6 フードの必要最低限の長さ

止血鉗子

モノポーラ止血鉗子〔オリンパス社大腸用コアグラスパー（図7），カネカメディックス社RAICHO（図8）〕

コアグラスパーでは，大腸ESD用として4mm幅の小型タイプを使用する．把持部回転機能を有し，カップ外径が小さく開き幅が広いため出血点をより的確に把持できる．一方，RAICHOは上下部兼用でカップの開き幅は6mmとやや大きめではあるが，鉗子外径が2.3mmと細径化されており，処置中の吸引力に長けていることと，何より回転性能が非常に高く病変へのアプローチが容易である．

壁の厚い胃ESD時の出血では，大まかにつかめて周囲への熱変性も期待できるホットバイオプシーを汎用しているが，壁の薄い大腸ではよりピンポイントでの止血が必要となる．ただ一方で，大腸では大出血となることは少なくほとんどの症例において，使用しているESDデバイス（我々の場合はDualKnifeを汎用）の先端をピンポイントで出血点に当てて凝固することで止血処置が可能である．

また，一般的に先端を収納した状態だと突出部が小さくなって止血に際して安全とされているが，そうすると止血の際に通電部分はブラインドになってしまう．我々は自分で先端部のコントロールが確実できることを前提に，通電部分は収納せずニードルの先端部を出したままとし，先端と止血点の双方を見ながらピンポイントで止血することが多い．血管の焼灼具合も見ながら止血できるので，過分な焼灼を避けることもできる．

複数回の止血処置でも止血されない場合はクリッピングも検討するが，その後のESDの処置の妨げとなるためできるだけ焼灼止血で対応している．焼灼の影響が筋層深くに及んでしまった場合，遅発性穿孔に備えて後で周囲組織含めてクリッピングを施行している．

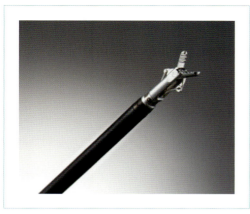

図7 大腸用コアグラスパー
（写真提供：オリンパス株式会社）

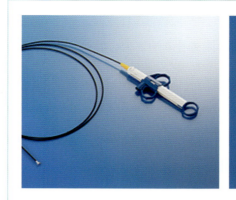

図8 RAICHO（カネカメディックス社）

局注液

現在，局注液として使用されているのは主に以下の3種類である（表1）．

表1 局注液

	隆起形成・保持能	浸透圧	組織障害性	保険適用	費用
生理食塩液	△	等張	◎	○	◎
グリセオール®	○	高張	○	×	○*1
ヒアルロン酸溶液（ムコアップ®，ケイスマート®）	◎	等張	◎	○*2	△

＊1：保険適用外
＊2：ただし，臨床使用においては1回の治療につき2バイアル40mLまでは保険償還されるが，それ以上は償還されないことがあるので注意

　グリセオール®は非常に有用であるが，残念ながら現在保険適用外であり我々は使用していない．また筋層以深にヒアルロン酸ナトリウムを局注してしまうと，その後の処置が困難となるので，我々は1発目の局注をする際には，まずは生理食塩液で局注をして，確実に粘膜下層に局注液が入ったことを確認する．浅い粘膜内注入になると血腫を作成してしまい，粘膜が切開時にしにくくなってしまう．最初の生理食塩液はゆっくり，そっと注入し，しっかり粘膜下層に刺入できたことが確実となったら，ヒアルロン酸ナトリウムをどんどん局注していくようにしている．

　添加混入液については，好みの問題が大きいと思うが血管と筋層の視認性の向上のためにインジゴカルミンを混入して使用している．一方，アドレナリンは，切除面からの出血を予防する効果が期待できるが，総局注量が多くなると相対的にアドレナリンが過量になるリスクがある．大腸は出血量がそこまで多くないことに加え，手技をなるべく簡素化して医療ミスを防ぐ意味も含めて使用していない．

インジゴカルミンは約100倍の希釈が適当とされているが，ヒアルロン酸ナトリウム（ムコアップ®，ケイスマート®）は1バイアル20mLであり，非常に少量となり面倒なので実際は目利きで（ちょっと）混入している．

CO_2送気（図9）

　送気による患者の苦痛の軽減，蠕動の抑制，万が一穿孔した際の腹部コンパートメント症候群の予防にも有用と思われ，腸管内の吸収がすみやかな炭酸ガス（CO_2）は有用かつ安全である．意識下鎮静においてはナルコーシスの危険性は低いが，一方で慢性閉塞性肺疾患の患者で深い鎮静となるとリスクが上がるので慎重になる必要がある．

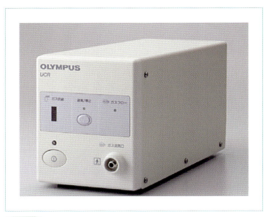

図9　OLYMPUS UCR

（写真提供：オリンパス株式会社）

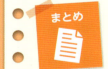 まとめ

- 我々は，基本的には手技を煩雑にせずシンプルなスタイルを好んでいる．
- まずは，自分のスタイル（メインデバイスに始まった各種設定）を決めること，そのうえで，欠点を補うようなデバイスをいくつか用意することが望ましい（図10）．

メインデバイス
DualKnife（1.5mm）or Splash M-Knife

＋

サブデバイス
ムコゼクトーム ITknife nano
時間短縮を狙うとき

先端アタッチメント
ストレートタイプ（オリンパスD-201-11802）

止血鉗子
コアグラスパー大腸用 RAICHO
＊ほとんどの症例で，ESDデバイスのみで止血操作可能

局注液
ムコアップ®，ケイスマート®（初回：生理食塩液）
＊インジゴカルミン液少量混入

図10　NTT東日本関東病院での処置具選択

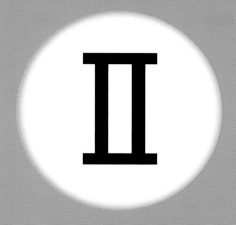

ステップアップ
大腸ESD

明日の症例への不安を解消する

　病変の特徴のみならず自分の技量・レベルを知り，症例を選択しつつ治療にあたっていくことができれば理想であろう．しかし実際には，「何となく胃のESDができるようになってきたから大腸もそろそろか」「指導医がいないが症例が出てくるので頑張るしかない」などの理由で大腸ESDを恐る恐る開始しているのも現状であると思われる．

　「明日この症例を施行しなければならない．では，この部位のこんな病変は，どんな感じになるのだろう……」．この不安を解消するために，本書を活用いただきたい．そして，無意識にタイトルのごとく上達していくことをアシストできればと考えている．

　少し凝った料理を初めてつくる際には，レシピ本などを参考にしながらつくると思うが，本稿の内容は我々の実際の経験症例を多数の動画（レシピ）で提示することで，"明日の症例"に対する具体的なイメージを湧きやすくしている．時間や容量の関係でノーカットというわけではないが，学会や研究会で使用されるチャンピオン動画ばかりではなく，そこに至るまでの準備の部分まで動画に残している．実際に患者にメスを入れる前に「この結腸は，こんな感じの粘膜下層なんだな」「スコープが動きにくくなってくるな」などとイメージトレーニングしておくことで，**術中に想定外となる範囲・イベントが狭まってくる**．このほか，「III トラブルシューティング」では，偶発症に対する具体的な対処法（実際に各施設ではどのように対応したのか）や反省点なども余さず提示している．

　また，本章では自分のレベルをわかりやすくする目的で，BasicからBeginner，Intermediate，Advancedというステップを作成し，それぞれ大腸ESD必要症例数とレベルごとの達成目標を設定した．ここでの注意点は，単純に症例数だけではレベルは測れないということである．矛盾しているようであるが，症例数はあくまで目安である．そして，**この中でも一番重要なのは"Basic"である**．すべての症例にこのBasicのテクニックが当てはまる．Basicのテクニックがあれば，あとは適切な視野を出す技術さえあればたいていの病変は切除可能である．「Basicの技術なしに上達なし」といえるため，Basicな技術が身に付いているかどうかを繰り返し反省していくことで，知らぬうちにAdvancedレベルに達しているものと思われる．

本章の使い方

本章の特徴

- 各部位ごとの症例があること．
- 動画中の術者はエキスパートのみ（大腸ESD 500例以上経験者）．
- 細かいBasicなテクニックを動画で詳細に説明．

具体的な使用方法

①自分のレベルを"ステップアップ表"（図1）で確認する．
②表の下の目安の技術と自分の技量を照合する．
③"各論"へ進み，実際のテクニックのコツを確認する．
④"明日の症例"のイメージトレーニングのために各論の症例集動画を確認する（できれば数回以上動画を見る）．

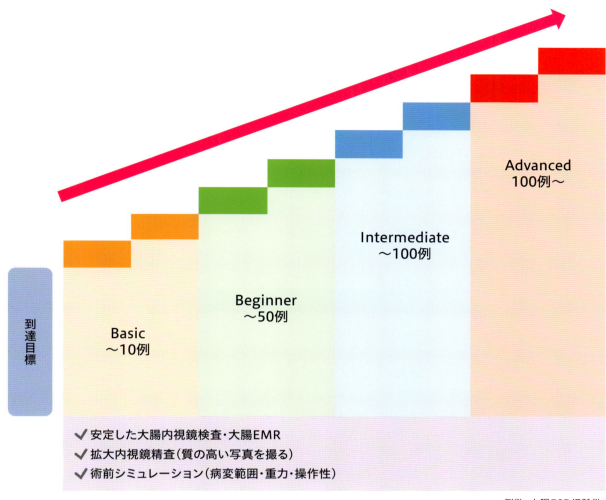

Basic
・切開モードで最初の切開からフラップづくりまでスムーズに行う
・"QC method"や"長めデバイス剝離"等のテクニックを用いた安定した剝離操作
・直腸や上行結腸など，スコープが安定した部位でのESD完遂

Beginner
・スコープが安定する部位での確実かつスピーディーなESD
・スコープがやや不安定な部位でのESD完遂
・軽度線維化例のESD完遂

Intermediate
・中等度線維化例のESD完遂
・サイズの大きい病変（50mm以上）のESD完遂

Advanced
・すべての部位で安定したESD完遂
・高度線維化，亜全周性病変でのESD完遂
・勇気ある撤退を判断できる
・状況に応じたストラテジーを判断できる

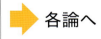 各論へ

①基礎ESD（☞30頁）
②初級ESD（☞58頁）
③中級ESD（☞90頁）
④上級ESD（☞110頁）

図1 ステップアップ表

ストラテジー "3原則"

融通の利かないストラテジーは百害あって一利なし

　本章では病変部位や難易度別に，その特徴や治療の基本ストラテジーを解説している．基本的なストラテジーがないとそれ以上の応用病変には絶対に適応できない．しかし，実際の治療に際しては，同じ病変でも時間とともに状況は刻々と変化する．多くの経験を積んでいくと，「思ったより重力が悪い」「病変への重力は良いが管腔が開きにくい」「スコープが届きにくい」という症例を少なからず経験する．型にはまった融通の利かないストラテジーは百害あって一利なしである．

　骨組みとしての基本ストラテジーに臨機応変力を加えるため，実際に治療が始まってからは，常に以下の3原則を意識し切除を進める．この3原則が臨機応変力そのものといえるであろう．

原則1　やりにくい所から処置する

　簡単な部位を切開（粘膜筋板を切開）すると，病変は難しい場所へシフト（残った難しい部位の粘膜筋板が収縮）する．治療前，治療中も常に「どこがやりにくいのか」「やりにくくなりそうか」をしっかり認識することが重要である．

　仮に虫垂開口部病変であるとする．虫垂側を切開せずに周囲側を切開していくと，虫垂側にいよいよ病変がシフトしその後の治療が難しくなる．襞を跨いだ病変も，「遠位側が見えづらく処理しにくいから」と近位側を先に処理すると，病変はより遠位側にシフトし最終的にさらに処置困難となる．ここから得られる教訓は「やりやすい所はいつでもできる．やりにくい所を先にやる」ということである．その一方で，矛盾するようだが，明らかな線維化を伴っている病変では，その線維化部分から真っ向勝負で取り組んでもどうにもならないため，「確実なフラップを1つつくる」という基本を思い出し，確実にフラップをつくれそうな部位を探し，そこから最初の切開を開始する，という臨機応変さが必要である．

原則2　重力を利用する

　トラクションは外科医の「左手」ともいえる存在で，外科的手技をうまく行うには欠かせない．特別な場合を除きトラクションデバイスは用いず，重力という最も簡便なトラクションを利用して治療を進める．治療前に考えたイメージは時々刻々と変化するため，どこを残してどこを切るのか，常に全体を俯瞰して考える．

　基本的な重力の利用方法は，到達目標⑬「重力の考え方」（☞49頁）をご覧いただきたいが，水が溜まる方向から切開・剥離を行っていくことが基本である．重力による効率の良いトラクションのイメージ（切りたい線維に対して効果的なデバイスの向き）（図1）と残った粘膜をいつ切開するか（粘膜筋板を切開するか）が重要となる．

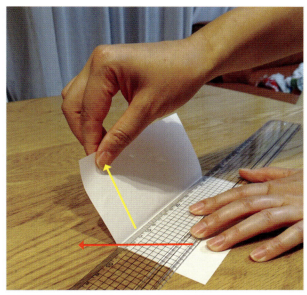
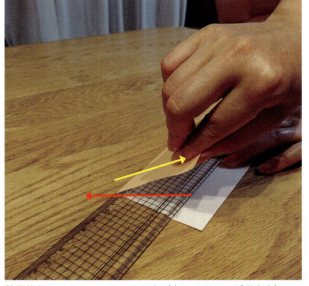

この方向では切りづらい（力のベクトルが同方向）　　効果的なトラクションのかかり方（力のベクトルが逆方向）

図1 紙を定規で切るときの効果的な紙の角度を考える

原則3　治療環境を整える

　スコープの操作性という観点のみではなく，管腔がしっかり開いているか，重力も良い方向か等，処置を行うための良好な環境が長時間取れそうかについて総合的な観点で考える．時折経験するのは，重力の方向は良い（病変の対側に重力が利いている）が，管腔が思ったより開かない（その逆も）という状況である．そこでどうするか，である．答えはなく，その都度，体位変換を行う．時間の経過とともにスコープの操作性が悪化したのであれば口側の空気を脱気する，腸管をストレッチする，等を考えその答えを探していく．引き出しの多い術者ほどスマートにESDを完遂することができる．

　以上の3原則がすべて整えばベストである．しかし，治療の最中に原則がバッティングすることもしばしば見受けられる．①スコープの操作性は良いが，②管腔が開かない，③重力は良い方向，というケースによく遭遇する．どれを優先するのか，その都度取捨選択しつつ，変化する状況に臨機応変に対応していくことが重要である．

1 基礎 ESD

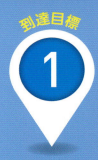

到達目標 1 病変範囲の確認と難易度予測

ESDを無事完遂するには，術前にあらかじめ病変進展の範囲・難易度のシミュレーションをすることが重要である．難易度は，「病変自体の難易度」と「スコープの操作性による難易度」に分類される．難易度については，まだ議論の余地はあるもののある程度までは予想が可能である．

病変範囲の確認

病変範囲は術前に評価をしておくことが基本である．インジゴカルミン散布で病変の範囲を確認するが，実際ESDを行う際に濃い目のものを散布すると，べたついて治療の邪魔になる場合もある．治療の際には病変の範囲さえわかればよいため，薄目にして使用する（濃度は4～8倍程度の希釈で十分）．容易に判断できる症例は，治療の際にインジゴカルミン散布はしなくてもよい．

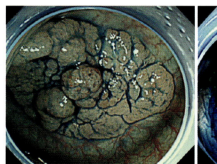
範囲診断のためのインジゴカルミン濃度はこれ以上濃くする必要はない

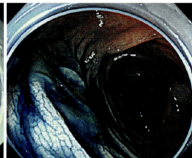
ESD前に濃い目のインジゴカルミン散布

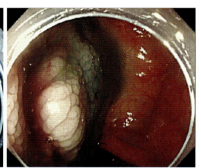
病変の周りがべたついているのがわかる

Comment
クリスタルバイオレット染色をESD直前に行うと，ESD時に画面全体が暗くなり処置がしにくくなったり，局注（インジゴカルミン）の膨隆が紫色の染色により見えづらくなったりする．

局注の針孔をマーキング代わりにする

局注の針孔が，病変の辺縁のマーキング代わりになる．それを参考に辺縁切開を連続的に行うことも可能である．また，SSA/P（sessile serrated adenoma/polyp）や局所再発例等は，その範囲が同定しづらい場合には凝固モード（例：Soft coag. 80Wなど）で軽めのマーキングを行うことも有効である．

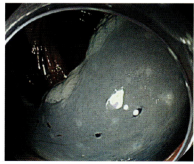
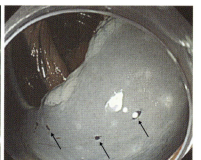
針孔マーキング

Comment
マーキングで粘膜筋板まで通電すると，マーキング穴から局注液が漏れて良好な膨隆の妨げとなる場合がある．ざっくりとした範囲がわかればよいため，最小限の個数で，軽めのマーキングとする．

病変進展に気をつけるべき症例

"孔"に関わる病変，すなわち肛門，憩室，虫垂開口部，回盲弁における病変は，そこへのアプローチが可能か，腫瘍の先端まで処置が可能かをあらかじめ確認することが重要である．術前検査を行い，できれば術中使用するフードを用いたシミュレーションを行うことが望ましい．

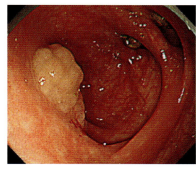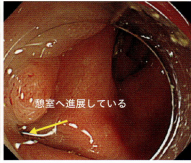

周囲に多発憩室がある場合には憩室進展に注意

ESD困難例として気をつけるべき症例

困難となる理由としては，病変側因子（平坦型病変に対する生検，局注失敗例，内視鏡治療後再発，吻合部病変，病変近傍への点墨では高度線維化，襞の上に乗る巨大な隆起性病変，明らかなSM癌），腸管側因子（蠕動や呼吸性変動，スコープの挿入性，屈曲・彎曲部など）が挙げられ，これらが術前から疑われる場合，ストラテジーには十分注意する．

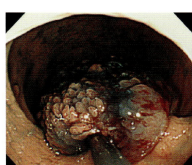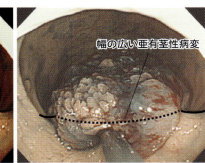

隆起性病変＋襞を跨ぐ病変の筋層牽引には注意が必要

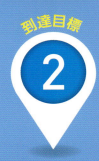

1 基礎ESD

到達目標 **2**

反転？順方向？

ESDをスムーズに進めるためには，スコープの操作に習熟する必要がある．反転で操作が安定すれば，フラップ（または終点）を確実に1つつくるという点でメリットがある．しかし，操作性の悪い状態での反転処置は必ずしも簡単ではない．反転は，操作性，必要性を十分に考えたうえで行うことが重要である．

反転で無理なく処置可能かどうか

反転できるかどうかの確認も重要だが，反転した後の"操作性"，"病変へのアプローチしやすさの確認"がより重要である．無理やり反転で処置を行う必要はなく，順方向との操作性の違いを考慮する．

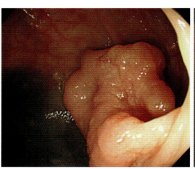
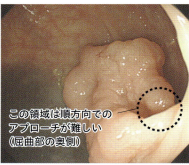

この領域は順方向でのアプローチが難しい（屈曲部の奥側）

横行結腸中部の病変．襞を跨いでおり口側境界が見えづらい

Comment
直腸は上部スコープを使用することも多いため，他部位と比べて反転操作がしやすい．肛門周囲のESDでは反転での処置が必須である．

反転のコツ

管腔が大きい部位を選び，大腸内視鏡時の直腸反転の要領で行う．アップアングルだけではなく，左右アングルも目いっぱい使うほうが先端部の曲率半径が小さくなるのでより安全である．直腸でも反転しづらい場合には，S状結腸付近まで挿入して反転しそこから引き抜く，あるいは上行結腸であれば盲腸盲端部で反転を試みる．その際，過送気では抜けやすいため，反転後はやや脱気でゆっくりとアプローチするとよい．

反転のメリット

ESDに適した視野は，病変に対して平行に入ることで確保できる．反転操作は，奥側（口側）の切開や剥離のときに筋層に平行に処置ができることが多く，そこに1つフラップができる．また，屈曲部・襞裏にある病変の場合には，反転で全貌が見やすくなることもある．スコープの固定性が高まり，呼吸変動も抑えられて視野が安定することも多い．

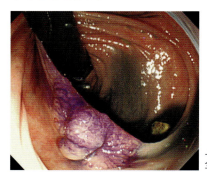

上図の病変を反転した内視鏡像．全貌が容易に確認できる

反転のデメリット

常時アングルをかけながらの処置になるため，スコープの操作性はやや落ちる．

❌ Don't
無理な反転は裂創や穿孔のリスクにもなるため禁忌である．

1 基礎ESD

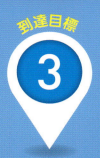

到達目標 3

局注のコツ

局注の仕方1つで術者の上手下手が見分けられるほど，局注は手技の完成度を上げるためにも非常に重要な要素である．理想的な膨隆の形状をつくり出すための上手な局注のポイントになるのは，①局注する際の腸管の空気量，②局注する部位と深さ，③刺入後の針の動かし方，の3点である．狙った部位に狙った通りの局注ができるように，EMRの際にもトレーニングしてほしい．

1 やや脱気で局注開始

初回局注は，局注の中でも最も多くの量が入るときである．脱気気味にすることで粘膜下層のテンションを抜き，粘膜下層へ局注針を刺入しやすくし（粘膜下層がふくよかになるイメージ），さらに局注後に局注液が周囲へ逃げないようにする．局注の針で針孔が大きくならないように注意しつつ，針孔から局注液が漏れることも考慮し，必要最小限の回数で局注を行う．

> **✗ Don't**
> 過伸展状態では粘膜下層がピンと張り，粘膜下層に入る良いスペースが少なくなる．

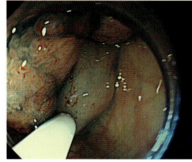
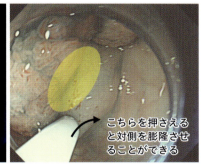

こちらを押さえると対側を膨隆させることができる

膨隆が始まった後は針で膨隆を押し潰さないように少し引きつつ局注液を入れる

2 最初の膨隆のための局注深度はやや深めにして，注入しつつゆっくり針を引く

最初の局注では，局注針をやさしく出して粘膜下層深部を狙って刺入する（逆に遠目にドーンと針を出して刺入すると視野が壊れやすい）．その後，注入しながら針をゆっくり引くことで局注液が入るスペースをつくる．ゆっくり針を引く理由は，最初に刺入した針の位置のままでは，膨隆の高さが出にくくなるからである．

> **Comment**
> 深めで上手に入らない場合や，壁が薄い場合には局注液を注入しながらゆっくり刺入する．一度隆起ができたら，シースを当てて針を出すだけでも局注は可能である．そのくらいデリケートかつ効率的に局注を考える．

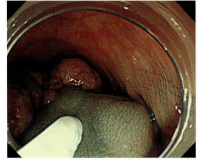
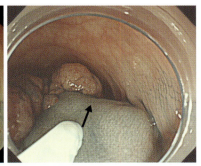

針をもち上げ局注液が入る様子を見つつ膨隆をデザインする

❸ 針先を動かして粘膜膨隆をデザインする

局注が良い部位に入ったらしっかり脱気をしつつ，針先を動かし切開・剥離したい部位が最も膨隆するように隆起の形状をデザインする．

Comment

膨隆をデザインする際のポイントは下記の3点．
①追加局注は隆起のふもとに
②間をつくらない（切開しづらい）
③局注液の注入しすぎに注意（谷間の原因になる．周囲に局注液が漏れ，視野不良になることも）

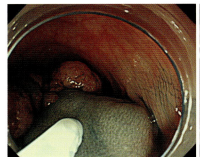
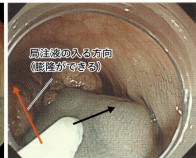

局注液の入る方向
（膨隆ができる）

写真のように右に押し付けていくと局注液が逆の左側に入っていく

❹ 切開したい部位が手前に向く膨隆を

最初の局注は膨隆をつくりたい部位の少し手前から局注し，その針を押さえ付けることで膨隆が手前へ向き切開しやすくなる．

Comment

切開したい部分が，膨隆のてっぺんではなく，手前に向くように膨隆をデザインする．

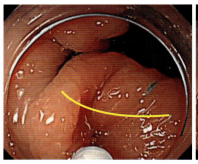
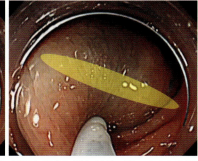

このラインを切開したい場合は，ここが正面になるような膨隆をデザインする

局注を手前に押し付けて逆の方向に膨隆を作成した結果，切開したいラインが正面に向いている

MEMO

刺している部位は，剥離すべき層ですか？

ⓐ浅い局注
ⓑ適切な部位

浅い局注の場合，病変の裏が不要に膨隆するだけである．浅い層は血管も多く，出血の原因になることも．同じ粘膜下層の中でも穿刺する深さを意識することが重要である．

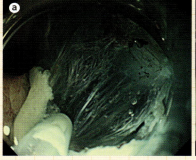
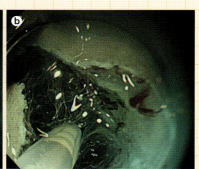

1 基礎ESD

到達目標 **4**

最初の粘膜切開のコツ

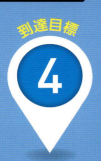

最初の粘膜切開は，①良い場所，②良い幅，③良い深さ，にしっかりと行うことでその後の処理・潜り込みがスムーズになる．初級者は，最初の当て方が弱いことが多い．最初は局注が最も入っており，筋層に平行に保っている状態であればしっかりと良い深さで切開することで見事に展開していけることを覚えておく．

movie 3

1 しっかり当てて切開モードで切開開始

"最初につくった膨隆が一番盛り上げられる状態"である．この状態でこそ，一気にフラップをつくれるようにする．デバイスをしっかり押し付けて，横切開の起点となるようなデバイスの先端分のボタン穴を作成する（MEMO 参照）．そこから横切開に入っていく．ボタン穴ができていない状態で横切開を開始しても，滑った切り方になり有効に展開しない．横切開は少し剥離をするくらいの気持ちで行う．デバイスの電気メス分を病変の裏へ入れ，9時から3時方向へ左右アングル（スコープはあまり回転させない）を利用して剥離をしていくイメージである．

> **❌ Don't**
> 凝固モードで粘膜切開を始めない！
> 潜るべき粘膜も粘膜下層も白く焼けて
> 丸まり，余計に潜りにくくなる．

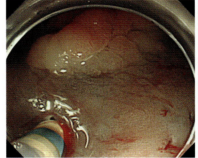
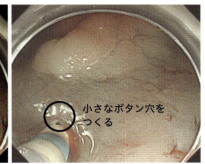

小さなボタン穴をつくる

デバイスを押し付けて切開モードで切開開始する

2 U字のイメージ（縦の切開が重要）

切開モードは切開面がシャープである．しかし，横一文字では展開が小さくその後の剥離がしづらい．そこで，さらに両側の縦切開でグッと展開する．つまりU字に曲線で切るということである．

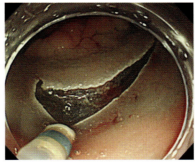
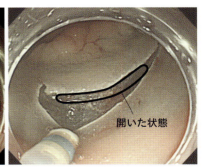

開いた状態

1回の切開で少し剥離された感じになる

3 三角コーナーも少し剥離する

縦切開でつくった三角コーナーも切開に次いですみやかにトリミングするが，潜っての処理は筋層へ向かいやすいため，デバイスで"内から外へ"弾くようにトリミングするとU字切開が完了する．

Comment
三角コーナーも切開モードで展開させる．

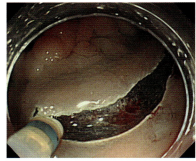
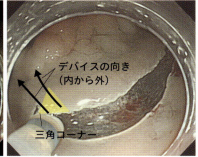

三角コーナーは内から外へ切開モードで切開することでシャープに展開できる

MEMO
この違い， わかりますか？

ⓐ弱い当て方
ⓑ適度な当て方

弱い当て方だと滑ったような切開でしっかり開かない．ⓑはⓐよりもクッと入っていることがわかる．周囲が少し膨隆するくらいのテンションが目安となる．

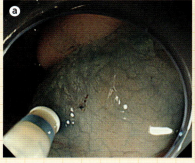
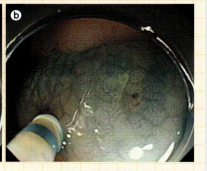

Column これが本当のラピッドステップ

movie 43

　7ページのコラムで，靴や裸足の話をしました．また，大○流というESD本では，手の指の動かし方をとても強調しています．それは非常に重要なことですが，もっと細かい話で，足の指の動かし方，気にしたことがありますか？

　ちなみに裸足でESDをしている大圃先生は，極端なことをいえば右足の親指で黄色（切開）を踏み，他の指で青色（凝固）を踏み分け，なんとWater jetのスイッチは小指で踏んでいます．ラピッドステップで高周波のペダルを踏むとき行っている指の動きは，まるで高橋名人が一秒間に16連打したときのような衝撃映像です（高橋名人を知らない若い先生方はYouTubeで検索してみてください）．大圃先生が何連打できるかはわかりませんが，連打するためには，利き足，軸足，どちらがいいでしょう？そうです，それは利き足だと思いませんか．動画を見ていただければその違いがよくわかります．

　もう一点重要なこと，それは，かかとを固定したペダリング．車の運転をする時には，かかとを固定してアクセルとブレーキをするように習いますが，ESDは試験も免許もないため，この辺がその先生によって違いがあります．施設によってはペダルを左足で行っている施設もあり，それぞれの言い分があるかと思いますが，いずれの踏み方であってもスムーズなペダリング，急なアクシデントが起こる前に確実なブレーキを踏めるようにすることが重要です．

（千葉秀幸）

1 基礎ESD

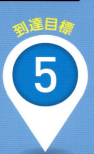

到達目標 5 フラップのつくり方

大腸ESDの第1の難関として，「最初の切開から始まりすみやかにフラップをつくり，そこへ安全に潜れるか」が挙げられる．十分に開いていない部位に無理に潜ろうとしても，潜れないどころか危険な処置になる．潜ることを邪魔しているターゲットを探し，そこを安全に処理することで難なく潜ることができる．

❶ 潜るべきかどうか，まず判断する

潜りたい病変の裏へスコープで向かう瞬間，粘膜下層がしっかり剥離されていない状態では，筋層に対して垂直になりやすい．そこへ潜るべきかどうかまず判断する．

> **Comment**
> 「何とか潜れた……」と思ったときは危険である．無理に病変の裏に潜った場合には，スコープは下（筋層）に向かっているため，注意が必要である．

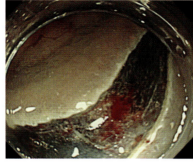 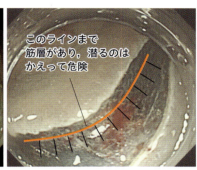

このラインまで筋層があり，潜るのはかえって危険

切開で展開はしているが，潜るほどのスペースはない

❷ 潜ることを邪魔している（展開を妨げている）粘膜下層（線維）を同定

邪魔している粘膜下層を同定するために，デバイスで病変をゆっくりめくり上げ，ピンと張った邪魔となっている線維を見つける．そこがターゲットの粘膜下層である．

> **Comment**
> デバイスで病変をめくり上げる際には，腸管をやや脱気させる．その際，スコープは固定で，デバイスを右手で出し，アップアングルで病変をめくる．それが，次のデバイス剥離のイメージとなる．

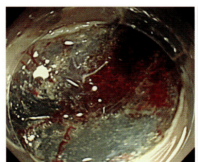 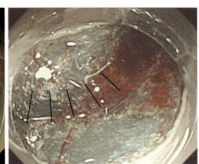

潜り込みを邪魔している線維

3 "長めデバイス剥離"を駆使してフラップ作成

ターゲットの粘膜下層に長めにデバイスを出して筋層とは平行にし，①デバイス先端をターゲットに当てる（デバイスのシースが病変辺縁に引っかかると，辺縁が焼ける），②少しもち上げる（筋層から離す），③内から外へはね切ることで安全にターゲットを剥離できる（長めデバイス剥離）．これを数回繰り返すと自然に潜れるようになる．

Comment
上記の②，③の操作の際にデバイスを上げすぎると病変の裏を焼いてしまい，その結果辺縁が焦げて丸まってしまったり，不要な病変側へ切開が入り，潜りづらくなったりする（MEMO 参照）．

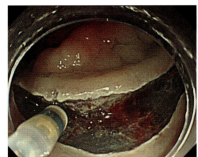
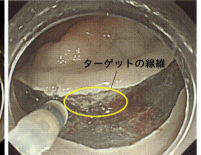

ターゲットの線維

長めにデバイスを出して筋層に平行にターゲットの線維を切開する

MEMO

この違い，わかりますか？

ⓐ シースが粘膜辺縁に引っかかった状態
ⓑ シースが粘膜の裏に入った状態

フラップから潜り込みをつくる際にシースが粘膜辺縁に引っかかった状態（黄矢印）で切開をすると，潜りたい部位が焼けてしまい潜りづらくなる．シースを粘膜の裏にしっかり入れ，筋層から少し離すようにもち上げて剥離をするのがポイント．

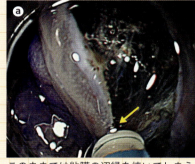
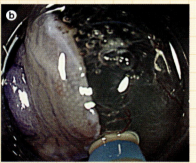

このままでは粘膜の辺縁を焼いてしまう　　粘膜の裏にシースを入れる

Column

禁断の扉①　衝撃の往復ビンタ

movie 44

　何をもってESDが上手いのかということの定義はないであろうが，一般的には正確なESDということがあげられるであろう．では，大圃先生のESDの特徴はというと，とにかく速いこと．雑な速さであると，勿論偶発症のリスクはあがるし，そして何より一見速く見えるだけでトータルの手技時間が決して速くなるわけでない．そう，速くて正確なのだ．

　速いことがいいことかという否定的な意見もあるかもしれないが，実は患者にとってのメリットはかなり大きい（内視鏡室のスタッフも速く終わって大喜び）．術時間が長いとそれだけ負担は大きい．高齢者や合併症の多い患者さんであれば尚更である．

　そんな速くて正確なメス裁きの1つをここで伝授しよう．それは……**往復ビンタ**である．パンピーな僕にはこのスピードで動かせないし，剥離ラインをよめないのでこんなに長くカメラを動かし続けることができない．そう，良い子（先生）は真似しちゃあかんやつ．それが**往復ビンタ**．すなわち，止まることなくメスを右から左，左から右とよどみなく切開剥離していくのです．局注液が漏れる暇もなく（へたることなく），一番いいシチュエーションでの切開剥離なので実は理に適っている．いやいや真似できないから．　　　　（港 洋平）

1 基礎ESD

到達目標 6 フラップへの潜り方のコツ

ある程度切開・剥離が進んで，「では，潜ろう」と思っても上手にフラップに潜れないときに試してみたいコツを紹介する．"潜れない"のではなく，全体が俯瞰できていないせいで"潜り方が悪い"ことをしばしば目にする．腸管を柔らかくしつつ，慌てずに行うことが重要である．

 movie 4

展開していない部位からは潜れない

全体が俯瞰できておらず，あえて狭いところから潜ろうとする光景をよく目にする．特にそういった部位は三角コーナーになっているため，改めて潜って剥離するのか，長めデバイス剥離で処理するのかの判断をする．

Comment
まず，潜れるか潜れないかの判断を行うことが重要．

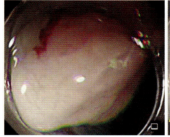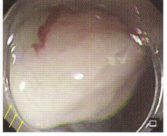

三角コーナーになっており，剥離したいが潜れない

潜れる部位から潜りたい部位まで擦り寄っていく

三角コーナーを潜って剥離を考える場合には，広く展開した潜れる部位から擦り寄りながら近寄っていくと意外に簡単にその目的部位に達する．それでも潜れない場合は，"潜れない"ことを再確認する．

Comment
大腸内視鏡の挿入時，襞をめくりながら次の管腔を探す操作に似ている．そのため慎重にゆっくり行うことがポイントである．

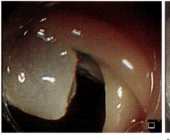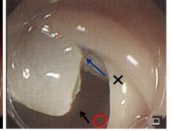

無理やり潜る（✗）のではなく，潜れる部位（○）から潜る

脱気や局注で潜りやすいスペースをつくる

上記2つのテクニックを用いる際に，腸管をやや脱気にし，時に局注などをすると，潜るスペースを広くつくることができる．

Comment
water jet を 1〜2 度利用し，その水圧で病変をもち上げられると，意外にサッと潜れることが多い．比較的多用するテクニックであり，ぜひ試してほしい．

狭い部位は，デバイスを収納した状態で潜っていく

デバイスを出したまま狭い所へ潜っていっても，デバイスが手前に引っかかり潜れないことが多い．そのようなときには，デバイスをフードやスコープの中へ入れた状態で目標の部位まで近づいていくことが重要である．

Comment
目標とした線維まで到達し，デバイスを出した瞬間に剥離ができるポジションをとることが重要．「視野をとる→デバイスを出す→視野を変えずにそのまま剥離」という手順で処理するのがコツである．

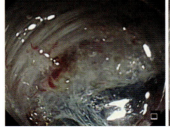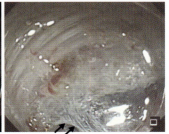

デバイスを出すと即座に剥離できるポジショニングで

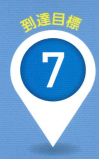

1 基礎ESD

到達目標 7 辺縁切開も切開モードで

辺縁切開は切開モードで行うことが重要である．切開している際に粘膜面が皺にならないように，送気，フードによるテンション，切り進める方向などを考えながら行う．切開デザインもESD完遂には欠かせないため，どこまで切開するか時に全体を見ながら行うことも重要である．

1 辺縁切開は切開モードで！

最初の切開に次いで，辺縁を切開していく際も切開モードで行う．そうすることで，辺縁がしっかり開いていく．辺縁凝固による病変焼灼リスクの軽減に加え，切除検体の辺縁が滑らかとなり，きれいな切除検体を得ることができる．

Comment
たとえ多少の出血があっても思い切って切開モードで展開するとよい．凝固止血しながら辺縁切開をすると辺縁が丸まってしまい，展開しづらくなる．

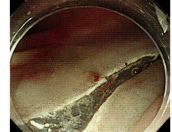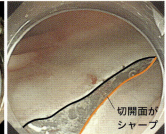

切開面がシャープ

2 押し切り

手前から辺縁切開を追加していく方法である．手前から押し込んで行く際に皺になりやすいため，フードで切開された部分を捉え，テンションをかけつつ切開していく．

Comment
奥側が見えづらい場合やテンションがかかりづらい場合には，デバイスを下から上へ動かし"ピンハネ切り"をする．それを何度か行うことで切開が可能である．

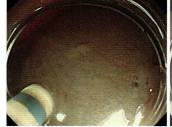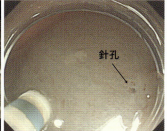

針孔

針孔マーキングを参考にしながら前方へ進める

3 引き切り

奥側から手前へ辺縁切開を行う方法である．局注がしっかり入っている状態であれば，デバイスをある程度押し付け，時に切開方向を確認しつつ処置を行う．

Comment
粘膜面には❷の"押し切り"と比べて，テンションがかかりやすいので切開はしやすい．ここでもフードを用いて少し粘膜にテンションをかけつつ行うと，切開がよりスムーズに行える．一方，筋層へ向かいやすい切開のため，その深度については，切開のたびにデバイスの長さとダウンアングルを戻す工夫が必要．"缶切り"をしているイメージである．

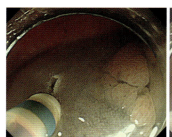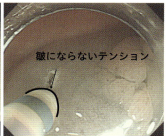

皺にならないテンション

皺にならないちょうど良いテンションで引いてくる

4 終点の切開

奥側（口側）は終点として処理をする．その際，粘膜筋板や粘膜下層を順方向で軽くトリミングすることが重要．

Comment

終点が不十分だと最後の処置の終了間際で病変に切り込んでしまったり，剥離すべき粘膜下層の同定が難しくなったりする．

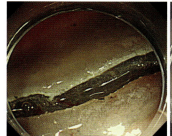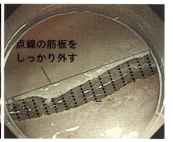

点線の筋板をしっかり外す

トリミングをしているため粘膜下層がしっかり展開

Column

ESDは胃から始める？ 大腸から始める？ その1

2013年入隊の港です．その当時，師匠の大圃先生は日本ではすでに御高名な先生でしたが，ちょうど海外進出をし始めていた時期でした（今では年に20回以上は海外に行っている気がします）．欧米では胃癌が少ないことから，当時，日本で主流の考えであったESDは胃から始めるべしというのはそぐわない．ではどうやって難しい大腸ESDを始めればいいんだ？ という質問をよくされたそうです．

沢山のトレイニーを指導してきた師匠は，内視鏡技術のベースさえしっかりしていれば，大腸ESDは決して難しい手技ではないと確信しており，そのタイミングで入隊した私と共同著者で同期入隊の田島知明先生（現 埼玉医科大学国際医療センター）は，はたして大腸ESDからトレーニングを開始することになったのでした[1]．

当時は不安でしたが，比較的出血も少なく，戦略も割とシンプルであり，エキスパート下でさえあれば今では理にかなっているなとも思います（図）．そして，当時はまさかESDをやり始めた2年後には欧州に赴任し，海外でのESDの指導に携わることになるとは思いもしませんでしたが，濃密な2年間のトレーニングを経てスウェーデンにて大腸ESDの指導をする機会を頂きました（獅子の子落とし的な試練はまさに師匠は百獣の王かと思わされました，笑）．幸い赴任中の2年間，緊急手術例なくスウェーデン国内外で300例を超えるESDの指導を行うことができたのは，この経験が活きたからにほかなりません．

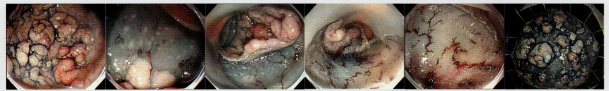

直腸S状部の病変（70×65mm）私の記念すべき1例目のESD

では，大腸ESDから始めることで，胃ESDがその後なんでもできるのかというと……．大概の病変は対処できますが，胃ESDのバリエーションの多彩さ，出血との格闘など打ちのめされることもまれではありませんでしたので，鼻を伸ばすなかれ，今でも粛々とトレイニーのつもりで1例1例挑んでいる次第です．

文献

1) Ohata K, Nonaka K, Misumi Y et al. Usefulness of training using animal models for colorectal endoscopic submucosal dissection: is experience performing gastric ESD really needed? Endosc Int Open 2016; 4: E333–E339.

（港 洋平）

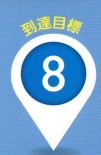

1 基礎ESD

到達目標 8

剥離のコツ①
～剥離の中心はQC method～

剥離の中心は"QC method"である．QC methodを用いることで，剥離層がシャープになり，速く，きれいに処置できる．"エッジ"をしっかり捉えながら切開モードで剥離を始め，デバイスの"メスの部分"で，"線維に垂直に"，"一番深い青い層"を連続的に剥離できることが目標である．

movie 5

1 剥離の中心はQC method（切開・剥離）

粘膜下層の線維を1本1本しっかり想定し，そこに対して垂直に切開モードで剥離を行うことで剥離層がシャープになり，速く，きれいに進められる〔QC method（quick and clean method）〕．一方，凝固剥離となると局注液が泡立ったり，脂肪層を凝固剥離とすると脂肪が飛び散りレンズが曇ったりと，視野が不良になりやすい．

Comment

QC methodは血管の少ない大腸病変に適した剥離方法と思われる．多少の血管も切開・剥離し，剥離面を揃えて剥離していくことで，たとえ出血があっても出血点も同定しやすい〔参考：到達目標⑪「粘膜下層の血管の考え方」（☞47頁）〕．

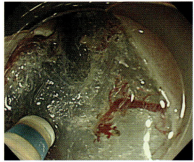
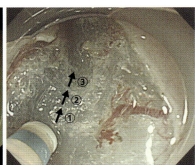

この範囲であれば3回の切開モードで剥離可能であるというイメージをもつ

2 辺縁（エッジ）を捉えて，切開する

剥離をしていく際，闇雲に正面を剥離するのではなく，エッジを捉えてそこに対して垂直にデバイスを入れ，正確に切開・剥離していく．"エッジを垂直切開"することがポイント．重力が利いている場合には，重力側から乗りかかってきた粘膜下層の束をメスの幅分，丸ごと剥離するように切り上げていくとよい．このときも"粘膜下層は寝かさず起こして"剥離をする．

Comment

エキスパートのESDが速いのは，ただ速く高周波ペダルを踏んでいるからではなく，展開を邪魔しているターゲットの線維を良い当て方でリズムよく剥離しているからである．その連続であるため速いのである．

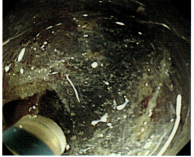
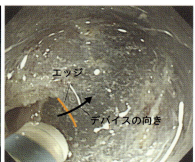

エッジをしっかり捉えて切開モードでQC method

③ "一番深い青"が剥離の狙い目

粘膜下層の中のどのラインが剥離の一番の狙い目か．それはインジゴカルミンが一番濃い層，つまり"一番深い青"の層である．そこは粘膜下層が疎（病変裏や筋層の直上ではないことがわかる）な部分であり，局注液が一番入っているため安心・安全な層である．

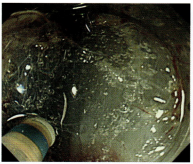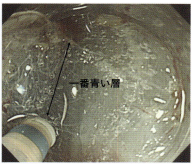

よく見ると青さに違いがあることがわかる

MEMO

ニードルで切ることはできていますか？

デバイスのシースが引っかかっている状態ではいつまで経っても切れない（シースは通電されない）．切っているのはあくまでニードル部分である．少しデバイスを引いてニードルの部分を当てるようにする．右の画像はシースの白い部分が粘膜下層に引っかかっている．いくら切開しても切れないのは当たり前である．

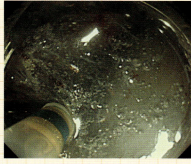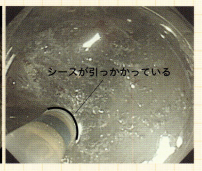

Column: ESDは胃から始める？ 大腸から始める？ その2

　私が大圃組の門を叩いたのは2008年ですので，もう10年も前のことになります．その当時，大圃組には大谷友彦先生（現 東京慈恵会医科大学），私，この本の編集をしている（えらくなったものです）千葉秀幸先生，伊藤高章先生（現 けいゆう病院）しかおらず，少数（精鋭）で必死に毎日頑張っておりました．大圃先生に内視鏡の基本から叩き込まれ，ついに最初のESDを手がけた時の緊張と充実感は今でも忘れることができません．

　さて，その記念すべき最初のESD症例は，胃前庭部大彎の早期胃癌でした．その当時は胃ESDをある程度経験してから食道・大腸のESDへとステップアップするのが王道でしたから，特に違和感はありませんでした．私はその中でも，特に胃ESDを200件も経験してから食道・大腸へとステップアップするという少し変わった経験をさせていただきました．胃のESDと食道・大腸のESDではストラテジーや繊細さがかなり異なりますが，やはり200件も胃のESDをやらせていただいていると剥離操作そのものに習熟しているためか，大腸ESDへの適応は早かったと思います[1]．

　ただ，今後ピロリ菌感染率の低下とともに胃癌が減少していくとすればこうした胃のESDから習熟していくやり方は時代にそぐわないのかもしれませんし，元々胃癌罹患率の低い欧米ではこのスタイルは受容できないものです．でも，胃のESDと多く格闘していると，止血には強くなりますよ！　また，決して「胃ESDは簡単で大腸ESDは難しい」という単純なものではありませんので，その点はご注意を．

文献

1) Ohata K, Ito T, Chiba H et al. Effective training system in colorectal endoscopic submucosal dissection. Dig Endosc 2012; 24 Suppl 1: 84-89.

（辻 陽介：東京大学医学部附属病院 消化器内科）

1 基礎ESD

到達目標 9

剥離のコツ② 〜至適距離とは？〜

エキスパートとトレイニーの視野の違いの1つに「至適距離を保ち続けられるかどうか」がある．「その視野であれば私でもできる」という視野がつくれるかどうかが，効率的かつ安全に処置を完遂できるか否かの分かれ目となる．至適距離の確保がQC methodの基本となる．

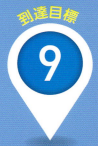

▶ movie 6
▶ movie 7

1 剥離中の至適距離

剥離中に効率的かつ安全に処置を行うためには，①剥離すべき粘膜下層ライン，②病変の裏，③筋層ライン，を1画面で安定して出せる必要がある．これが至適距離である．

Comment
至適距離を保つためには，スコープ・アングル操作に加え，適度な空気量を保ち続ける必要がある．安定するまでには，ある一定の経験が必要である．

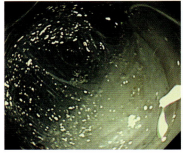 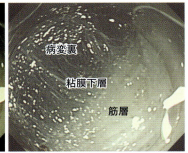

粘膜下層がピンと張り，全体が見え，剥離が容易そうである

2 粘膜下層は寝かさず起こす

粘膜下層を寝かす（スコープやフードで押し込みすぎて筋層側に倒してしまうこと）と，切るときに筋層へ垂直になりやすいため，少しだけテンションを落とす（スコープを引いたりする）ことで粘膜下層を立てる（起こす）ことができる．立てた状態であれば筋層とも離れており，安全な処置が可能となる．

Comment
剥離中に送気ボタンを間欠的に押すことが至適距離のアシストとなる．

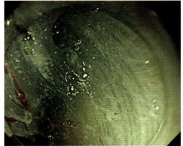 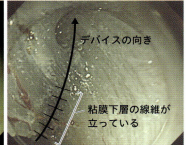

近寄りたくなるが，少し引くだけで粘膜下層が立っていることがわかる

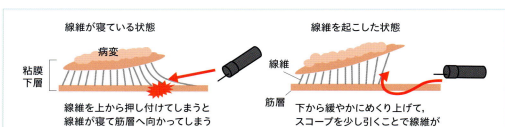

3 フードカウンタートラクション

同じ潜り方でも，画面が少し動くかどうか程度のアングルをかけるだけで目の前の粘膜下層の線維がピンと張り，フードによる簡便なカウンタートラクションとなり効率的な剥離が可能となる．

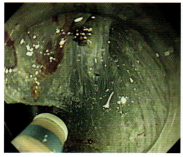 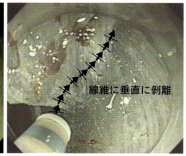

フード＋アップアングルでエッジがピンと立っている

1 基礎ESD

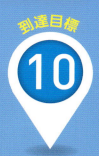

到達目標 10 剥離のコツ③ 〜切り方いろいろ〜

安定した視野で安定した操作ができる状態であればそのまま処置を続ければよいが、「もっとスピーディーに切開をしたい」「潜る場所をもう1箇所つくりたい」などということもあるだろう。そういうときのために、1つの方法だけでなく、複数の切開・剥離法を知っておくことも重要である。

1 基本は"内から外へ"

筋層の向きを考え、剥離の方向の基本は"内から外"である。重要なのは最後まで切り終えることである。線維を1本でも残すと、そこが邪魔で粘膜下層が展開しなくなる。

Comment

エッジから入る場合は、"外から内"に切開することもある。また、数本のエッジだけを何とか外したい場合には、デバイス先端を"全方向フック"のように引っかけて切開する方法もある。

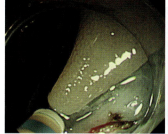
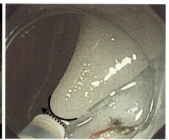

潜れないエッジに対し"内から外へ"切開

2 0時6時切り

剥離すべき粘膜下層を0時と6時に来るようにスコープを操作する。後は上下アングルだけで剥離ができる安定した状態である。

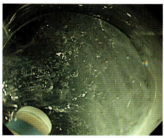
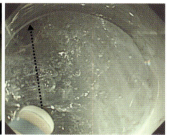

時計の0時6時のラインに粘膜下層を移動させ、後は上に動かすだけ

3 発射台固定切り

スコープ操作メインで剥離をしようとすると視野が崩れてしまい、連続して剥離できる範囲が限られてしまう。発射台固定切りは、スコープを発射台に見立てて固定し、アングルと右手のデバイスの出し入れで、処置をする切り方である。スコープの軸が固定されているため、視野がほとんど変わらず安定した処置が可能である。

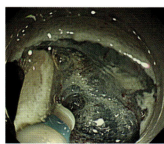
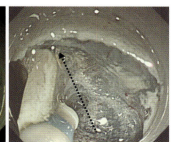

スコープ固定でデバイスを出し引きすることで全体を見ながら剥離を進められる

1 基礎ESD

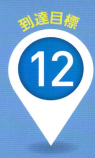

到達目標 12

止血の極意

止血に困るほどの大出血は大腸ESDでは少ないが，過凝固で剥離・展開しづらくなること，穿孔のリスクがあることに留意する．出血点がわからず不用意に水を流し，余計に出血が増えたように見えることが多い．本稿の4ポイントをしっかり押さえ，"止血するのか，展開するのか"を判断する．

movie 10

即座にデバイスで止血する

出血点を"点"で確認し，デバイスの先端でサッと止血する．

> ❌ Don't
> 最小限の水量で最大限の止血を（無駄な水は，その水で薄まった血液が増え，より全体が赤くなり逆効果．通常の出血であればレンズ洗浄の送水でも十分）．

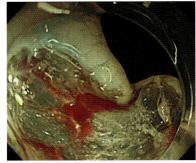
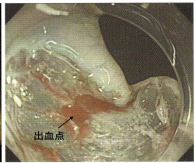

出血点

ピンポイントで出血点を固定し止血する

少し周囲を展開した後に止血する

止血をすると，凝固波によって粘膜下層が多少なりとも焦げる．そのため，その後の展開がしづらくなることがある．微量な出血であれば少し周囲を展開し，その後，出血点を確認し止血をするとよい．

> Comment
> ピンポイント止血を行う（何となく止血をしても焦げて展開しづらい）．

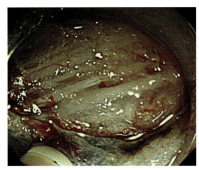

窮屈な場所で過度な凝固を行うとその後の展開が難しくなるため，展開した後に止血する

局注後，粘膜下層を見やすくして止血する

しっかり剥離ができていない奥からの出血がある場合や，病変の裏など出血点が不明である場合に検討する．局注液によるタンポナーデ止血効果に加え，粘膜下層が拡がることで出血ポイントが見つけやすくなり，過凝固の心配を軽減できる．

> Comment
> 当然だが，筋層の隙間からの出血では無効．また，出血量の多い場合には，時間とともに視野が悪くなるため，すみやかな判断が必要．

それでも止血困難時はクリップ止血

上記のテクニックや体位変換などを行っても出血部位が同定できない太い血管の場合，過凝固に伴う穿孔リスクは他臓器よりも高い．そのため，クリップが邪魔にならない程度展開をしたうえでクリップ止血を行う．

> Comment
> 止血処置全般において重要なイメージが，出血している粘膜下層のふくよかさ，筋層との距離感である．ふくよかさを出すため，脱気を行ったり，water jetを粘膜下層へ打ち込みwater bedをサッとつくったりすると安心感が出る．

1 基礎ESD

到達目標 13 重力の考え方

さまざまなカウンタートラクション法が開発されているが、最も短時間かつ簡便な方法が重力の利用である。必死になるとつい忘れがちだが、重力を考え、各体位での重力方向を覚えよう。これはまさに"頭を使うESD"の真骨頂とも言える。面倒がらずに積極的に行うようにしたい。

 movie 11

原則，重力側から開始する

重力側の対側から処理を始めると、重力側の処理時に粘膜のテンションがかかりづらい。また、血液や腸液が溜まりやすく処理しづらくなるため、重力側から処理を開始する。

Comment
病変の一番困難な部位と重力側のどちらを処理するか迷うことがある（例：虫垂開口部病変）が、どんな難しい部位でも"最初の局注・切開がそのESD中で最も条件が良い"と考え、順序を考えて処理を行う。

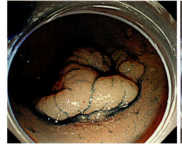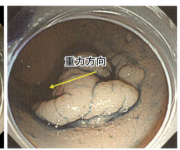

インジゴカルミンの溜まり具合で重力方向がわかる

重力対側は切開せずに我慢する

「重力が利いている」かどうかは、ある程度切開・剥離しないとわからない。重力が利いた段階で粘膜下層に潜り込むと、病変がスコープに覆いかぶさるような良好な視野になる。その段階で初めて全周切開に向けて準備をする。

Comment
剥離をしすぎて病変がペラペラになった状態での辺縁切開は、粘膜のテンションがかからず切開しづらくなるため、安定した剥離ができれば全周切開を行ってもよい。

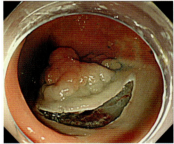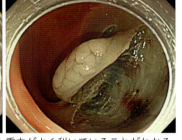

重力側を外してC字切開のイメージ　重力がよく利いていることがわかる

1つの体位でできることを知る

多くの症例が仰臥位か左側臥位で行うが、その体位で処理できる範囲を頭に入れることで体位変換のヒントが得られる。

Comment
直腸、後腹膜固定されている上行・下行結腸は比較的期待通りの体位変換で重力が変わるが、他の部位は期待したほど変わらないこともあるので、可能であれば術前に調べておく。

体位変換を面倒がらない

重力のカウンタートラクションは、スコープ操作のしやすさなども考慮しながら積極的に用いる。重力の利きさえ良ければ右側臥位、斜位も用いる。

Comment
スコープ挿入が不安定な場合、体位変換でスコープが抜けることがあり、注意する。

1 基礎ESD

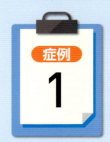

直腸（肛門病変を除く）

「大腸ESDを始めるなら，まずこの場所から」といわれるのが直腸である．直腸は筋層が厚く内腔も広いため，処置を施しやすい．反転操作ができる病変が多く，特に操作が安定している症例では非常に有効．肛門付近は血管が豊富なため，止血コントロールに注意する．

特徴

Ⅰ スコープ操作　①上部用スコープでの処置に適しており，反転操作ができることが多い．
②体位変換が有効なことが多いため，面倒がらずに活用する．
③レンズが曇った場合，スコープを抜去すれば簡単に視野をクリアにすることができる．

Ⅱ 部位　①Houston弁を跨ぐ病変では，それを乗り越えるときの筋層のイメージをしっかりと思い描く．
②基本的に血管が多く，止血処置を丁寧に行う．

治療戦略

- 反転できるかどうかを確認する．
- やりにくい場所から始める．
- 出血コントロールが鍵．

- 反転が可能かどうかを確認する．反転は，下部直腸（Rb）であればほとんど問題ないが，上部直腸（Ra）や直腸S状部（Rs）などの場合，少し反転が難しいことがある．そのときはあえてS状結腸の奥まで挿入し，もし管腔の開いた部位があるならばそこで反転してゆっくり戻してくると病変部位にたどり着けることがある．
- 安定した反転操作ができるようであれば，筋層とも平行を保ちつつ処置ができるため望ましい．ただ，肛門寄りのRb病変の場合には，肛門付近は血管も多いため，最初は肛門側から順方向で切開剝離を開始することが望ましい〔肛門にかかる病変は症例⑦「肛門病変」（☞84頁）を参照〕．
- 反転できない場合や安定しない場合には，順方向からの処置となる．その際には原則として"やりにくい場所から始める"と覚えておく．たとえばHouston弁を跨いで口側の病変境界が見えづらい場合には，口側からしっかりと終点として処理をしておく．その際には，粘膜筋板や粘膜下層を順方向で軽くトリミングするとよい（図1）．終点がしっかりつくられていないと，最後の最後で粘膜下層を捉えるのが難しくなる（図2）．

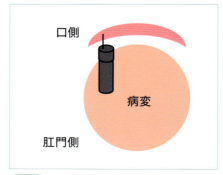

図1 終点の処理の仕方

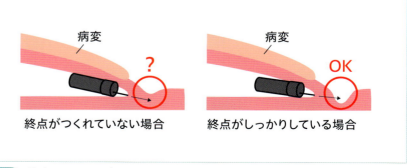

図2 終点とスコープの関係

- 直腸病変は肛門に近づくほど血管が豊富になる．出血コントロールが重要である．ただ，闇雲に止血ばかりしていると展開が悪くなるため，止血するのか展開させるのかの判断が成功の鍵となる〔参考：到達目標⑫「止血の極意」（☞48頁）〕．

治療の実際

症例 Rs，30mm，0-Is
使用スコープ GIF-Q260J
使用デバイス DualKnife

- 70歳代，女性．直腸Rs，Houston弁に跨っている病変である（図3）．直腸では取り回しの問題，スコープ長からもGIF-Q260Jを使用する．しかし，GIF-Q260JであってもRs部は反転が難しいことが多い．この症例も反転は困難であったため，まずは近位側から切開を行う方針とした．

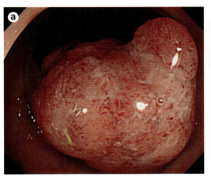
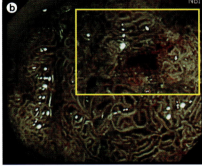
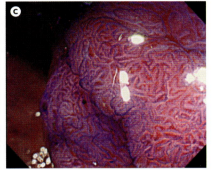

a: 30mm大の発赤調の隆起性病変を認める．形状はやや歪であるが，緊満感や不整陥凹面は認めない

b: NBI拡大．黄枠内：surface pattern/vessel patternはやや irregular（JNET分類：Type 2B）

c: クリスタルバイオレット染色．V_I軽度不整

図3 病変

1 順方向からU字切開をつくる

Comment
一番膨隆の上がっているこの時期に一気にフラップをつくる．

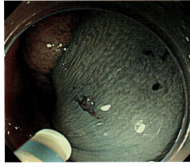
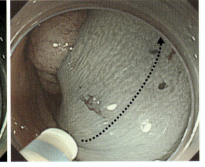

局注している段階で切開ラインをイメージ

2 展開した粘膜下層の一番青い層をあえて潜らずに，この距離感で切開モードで一気に剥離する

Comment
この距離であれば始点と終点を視認しながら剥離できる．また，この程度の血管は切開モードでも出血せずに進められる．

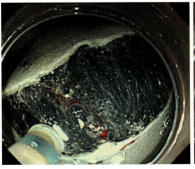
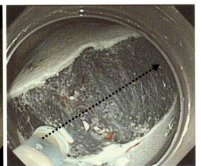

立たせた，青い粘膜下層を剥離する

③ フラップに潜った後は，至適距離を保ったまま筋層の少し上（青い層）を切開モードで丁寧に剥離する

Comment
この向きで筋層が気になる場合には，0時6時の方向に筋層をもってきてアップで剥離してもよい．

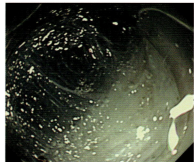
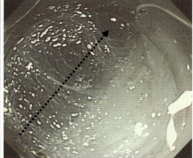

一番深い青い層をQC methodで剥離

④ フラップ内の剥離が終わったら，重力側から切開を追加する

Comment
三角コーナーを残すと剥離しづらくなるため，切開と同時に軽くトリミング剥離していくこと．

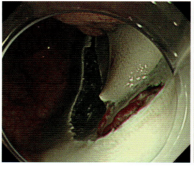
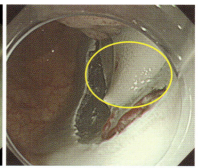

三角コーナーを切開だけするとペタンとなり，潜りにくくなる

⑤ 終点づくりは，筋板をしっかり外して行う

Comment
終点トリミングは，しっかり粘膜が開くまで行うこと．

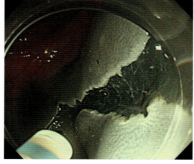
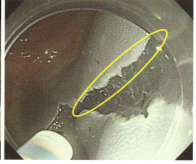

トリミングは遠位の粘膜の裏を剥離するイメージ

⑥ 全周切開後は重力側から剥離を続ける

Comment
エッジからエッジへ，層を揃えながら剥離を続ける．

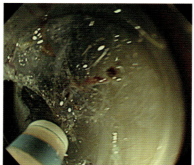
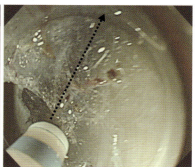

エッジを捉え重力側から上の方向へ

治療結果

治療時間 20分
偶発症 なし
病理 30mm, tub1, Tis, ly0, v0, 断端陰性, 治癒切除

- 大腸ESD導入初期であれば45〜60分くらいが目標時間であろう．初めは時間が気になるかもしれないが，効率的に剥離していけば，おのずと時間は短くなっていく．

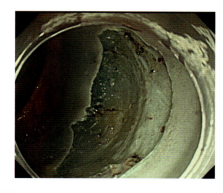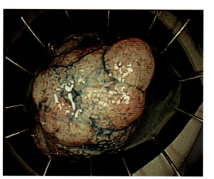

図4 治療結果

まとめ

- 本例は，反転なしで処置した直腸症例であるが，サイズも30mm大と初級者に適している病変と思われる．
- 順方向からの操作は，安定していればそのまま重力をイメージしながらC字状の切開剥離を行い，しっかりめくれるようになったら全周切開し，終了となる．
- 直腸は反転が可能な病変が多い．特に操作が安定している症例では，反転操作は非常に有効である．ほとんど反転のみで3/4周程度切開剥離できてしまい，順方向からはその残りを切開し，また反転に戻せば剥離がすぐに終了する症例もある．ただ，反転に無理がある場合には，反転で口側をある程度切開剥離できた段階で順方向に戻してもよい．

上達へのヒント

- 上達すると，粘膜下層の立っているエッジから反対側のエッジまで一気に進めることができる．それにより剥離面の層を一様にでき，より効果的に展開できる．そのためには，①剥離すべき粘膜下層，②病変の裏，③筋層のラインを，1つの画面に安定して至適な距離から映し出せる必要があり，スコープの安定，空気量の調節など総合的な技術が求められる．
- 初めはエッジをしっかり捉えてそこから3回くらい筋層に沿わせて剥離し，筋層の位置を確認後また3発，というように進めていき，その回数を増やすトレーニングをすると自然に上達するだろう．

1 基礎ESD

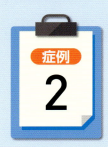

症例 2 上行結腸

上行結腸はESD導入初期に向いている．ただ，呼吸性変動を受けやすいこと，襞を跨ぎやすいことなどから，付随する要素によって難易度が異なる．呼吸性変動への対処のポイントは，呼吸の深さやタイミングを計算すること．体位変換も有効に活用したい．

特徴

Ⅰ スコープ操作 ▶ ①スコープがしっかり入ってしまえば安定することが多いが，長時間の処置になった場合はS状結腸や横行結腸などのたわみによってスコープの操作性が落ちることがある．下見の検査に費やす15～30分程度で操作性が落ちる場合には，術中にも同様の状況になることが想定できるため，場合によってはオーバーチューブを併用する．
②上行結腸は後腹膜に固定されており移動性がなく，体位変換が有効な部位である．
③上行結腸は襞が高いため，襞を跨ぎ口側の処理がしづらい症例では盲腸反転を行うこともある．

Ⅱ 部位 ▶ ①患者の呼吸性変動の影響を受けやすい．体位変換でその強弱が変化するため利用する．
②回盲弁から深部の上行結腸は，比較的脂肪が多い印象である．
③難しい部位として，肝彎曲，襞を複数跨ぐ病変が挙げられる．

治療戦略

- 順方向から全範囲見えるのであれば順方向から剥離する．見えない場合には反転を利用したい．
- 体位変換が有効なことが多い．重力を利用したストラテジーを．
- 襞跨ぎの症例では筋層に注意し，筋層を越えたらダウンヒル（下り坂）で剥離していく．

- 上行結腸は高い襞が多く，病変サイズによらず襞を跨ぐ症例が多い．
- 多くは，空気をやや脱気気味にすることで病変の全貌を観察できるが，時にスコープが安定しない場合や全貌が観察できない場合がある．そんな場合には，反転操作での切開・剥離が必要となる．多くは盲腸反転できるが，無理な体勢となる場合もある．このような症例は順方向で処理せざるを得ず，結果として難しい病変となることが多い．反転時にも体位変換を併用すると改善することがある．
- 通常，順方向で処理をする場合には重力側（水が溜まる方向）からフラップを作成し，しっかり潜れるようになってから順次，C字切開を形成していく．
- 襞跨ぎ症例では，ある程度潜り込んでいくと筋層がうっすら見えてくる．その山（筋層）の頂上までを外すと，そこからはダウンヒル（下り坂）になっているため，下へしっかり剥離していかないと浅めの層を切開することになる．病変へ切り込むことがあるため，注意が必要である．過送気になると襞がピンと張ってしまうので，脱気して襞をスコープで潰しながら剥離していくことも有用である（図1）．

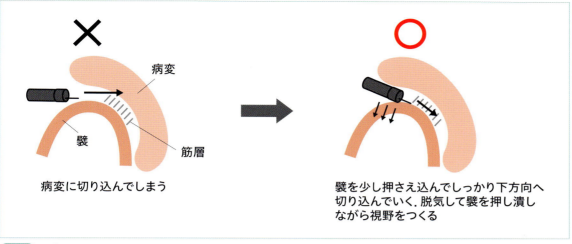

図1 ダウンヒルテクニック（ダウンヒルに対する粘膜下層押さえ込み剝離）

治療の実際

症例 上行結腸，35mm，0-IIa（LST-NG-FE）
使用スコープ PCF-Q260JI
使用デバイス DualKnife

- 60歳代，男性．上行結腸，回盲弁より1襞肛門側の襞跨ぎの病変である（図2）．
- 脱気とnon-traumatic tubeで襞を押さえ込むことによって口側病変が視認できる．このことから，まずは反転ではなく順方向，近位側からのアプローチとした．

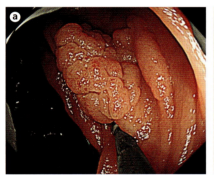
ⓐ 35mm大の襞を跨ぐ発赤調の平坦隆起性病変を認める．明らかな緊満感・硬さや不整陥凹面は認めない

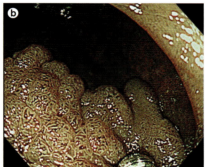
ⓑ NBI拡大．surface patternはregularだが，一部irregular．vessel patternはregular

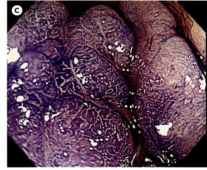
ⓒ クリスタルバイオレット染色．V₁軽度不整

図2 病変

1 順方向で重力側からフラップをつくる

Comment
上行結腸は呼吸性変動を受けやすくデバイスが滑りやすいが，一番初めの切開をしっかり入れることで滑りづらくなる．

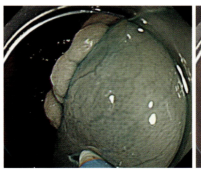
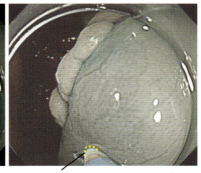

1回，切開を入れることでストッパーとなり滑らなくなる

❷ フラップ作成時に脂肪層が出てきたら，丁寧に凝固剝離する

Comment
凝固モードで焦がさずに剝離していくことが重要！

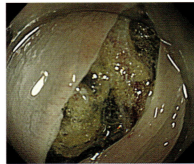
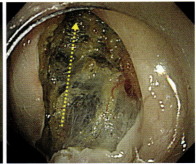

脂肪層は凝固剝離を利用する

---

❸ 近位側のフラップ作成後は遠位側の切開を追加し，フラップに再度潜ってエッジを処理する

Comment
このエッジを丁寧に処理していくとスムーズに展開していく．ここは1回1回でよい．凝固剝離も有効．

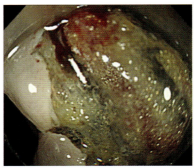
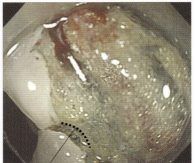

このエッジ（重力側）をしっかり取る

---

❹ 重力側の切開剝離が十分に進んだ後に，対側の切開を追加する

Comment
❹の切開にたどり着くまでの重力側のフラップ内の我慢剝離が，この後のスピーディーな剝離につながっていく．

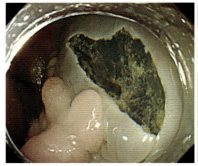
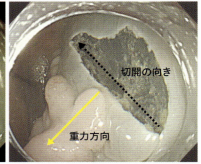

近位から遠位側に切開すると一気に展開していく（有効：発射台固定切り）

---

❺ ここまで来たら全周切開

Comment
あまり全周切開を遅らせると，逆に切開がしづらくなることに注意．

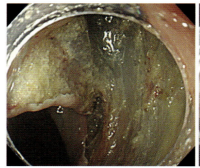
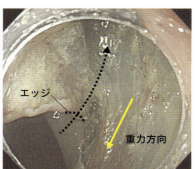

この状態になれば全周切開を

6 襞を乗り越えたらダウンヒル切開

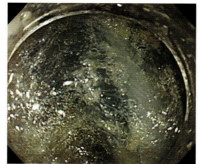
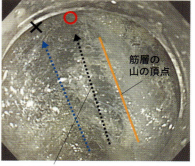

筋層の山の頂点

筋層の真横を切り裂くように切開する．筋層の山の頂点を意識する

> **✗ Don't**
> ×印のラインで切開すると病変へ切り込んでしまう．

治療結果

- **治療時間** 25分
- **偶発症** なし
- **病理** 35mm，tubular adenoma (high grade)，Tis，ly0，v0，断端陰性，治癒切除

● 大腸ESD導入初期であれば，約60分が目標時間であろう．襞を跨いでいることを忘れてしまうと，筋層や病変に切り込んでしまう症例である．

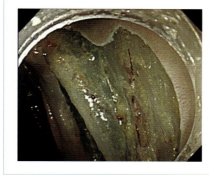
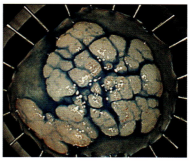

図3 治療結果

まとめ

▶ 一般的に上行結腸は後腹膜に固定されており，体位変換が有効であることから，導入初期に向いているとされる．しかし，呼吸性変動を受けやすいこと，襞を跨ぎやすいことなどから，同じ上行結腸病変でもプラスアルファの要素によって難易度が変わってくる．

▶ 脂肪が多く，血管処理などで血液成分が増える点において，この部位はハウストラも深く，水が溜まりやすい．そのため適宜吸引，または体位変換を利用し，水没した状態で処置を行わないよう注意する必要がある．

▶ どうしても順方向から剝離できない場合には反転操作が必要となる．反転操作は慣れていないと窮屈な処理となり，動きが粗大となるため，慣れないうちは「まずは反転で切開＋少しトリミング」くらいで考えておくとよい．そこが順方向からの終点となる．

上達へのヒント

▶ 盲腸近傍の上行結腸は比較的脂肪・血管が多く，凝固剝離などを行っていくと層がバラバラになりやすい．そのため，時に一歩引いて筋層とのラインを揃えることでよりスムーズな展開ができる．特に，襞を跨ぐ症例ではダウンヒルテクニックでの剝離を心掛けることで効果的な展開が可能になる．

▶ 呼吸性変動については，鎮静で行っている限りある程度はやむを得ないが，変動が強い場合には鎮静を浅めにするほか，体位変換，反転操作も有効である．いわゆる"呼吸と友達"になることができれば上級者である．呼吸を追いかけると操作が後手になるため，呼吸の深さを計算して，"吸気時に剝離し，呼気時には待つ"．これを繰り返すとテンポの良い剝離ができるようになる．

❷ 初級 ESD

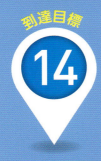

到達目標 14

軽度線維化

本書では軽度線維化は，局注をするとその裏側に局注液が透けて見える状態をいう．大腸 ESD を始めると，遅かれ早かれ線維化症例に当たる．線維化例では，まずは線維化なのか筋層なのかを判別することが重要である．はっきりしないまま切開を行うと容易に穿孔することもあり，注意が必要である．

movie 16

上行結腸，30 mm，Ⅰsp の病変（図1）を例にアプローチを解説する．

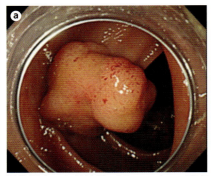
ⓐ 通常観察．上行結腸，30 mm，Isp．病変はやや凹凸不整である

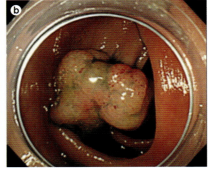
ⓑ インジゴカルミン散布下観察（全体像）．可動性は良好ではあるが，大型の Ⅰsp 病変であることからも線維化の存在が疑われる

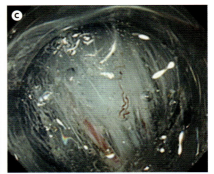
ⓒ 剥離中の内視鏡所見．線維化？ or 筋層？

図1 病変

❶ まずは片側の粘膜下層の剥離を進める

全体像からの筋層の走行，白い線維の裏側にうっすらと青い層が透けて見えることからも，筋層ではなく線維化の存在を疑う．片側の粘膜下層の剥離を進めることで，筋層の走行や線維化の裏側に存在する粘膜下層の視認が容易となり，線維化と断定することができる．

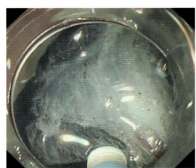
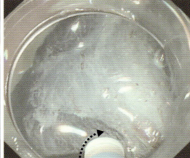

Comment
線維化と認識できる程度までは剥離する．

❷ 同様に，反対側の粘膜下層の剥離を進める

軽度の線維化であれば，両サイドの粘膜下層の剥離は切除ラインが同定できる程度でよい．逆に高度の線維化が疑われる場合には，両サイドの粘膜下層の剥離を十分に行い，線維化の部分を剥き出しにする必要がある．

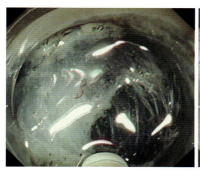
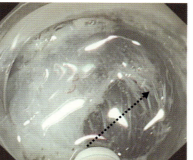

Comment
切除ラインの同定ができる程度剥離する．

❸ 線維化の部分を切り開く

シャープに剥離を行うために切開モードで線維化を突破する．

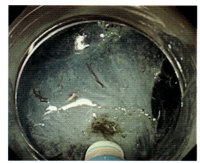
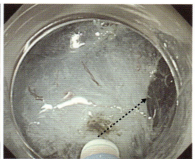

切開モードでシャープに

Comment
左右の剥離ラインに合わせるように，線維化を切開モードで切開する．

MEMO

どのように線維化を突破していますか？

ⓐ 線維化が見られたところで切開する
ⓑ 線維化以外のところをしっかり剥離してから切開する

何となく線維化を切開して行くのではなく，しっかりと切除ラインを同定してから切開するほうが安全かつ効率的に線維化を突破できる．

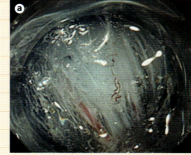
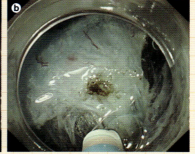

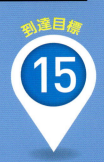

2 初級 ESD

到達目標 15

大腸内視鏡が安定しない状況での ESD

横行結腸から盲腸（深部結腸）に存在する病変にアプローチする際にスコープの動きが paradoxical となり操作性が落ちることや，時間とともに残存した空気や腸管の影響で病変に近接できなくなったり，スコープが抜けてしまい再挿入に苦慮することがある．このようなスコープの操作性不良による ESD 困難症例への対処法を伝授する．

　大腸 ESD の難易度は，スコープの操作性と安定した視野が得られるかどうかで大きく変わってくる．スコープの操作性が悪い中での治療は，処置時間も長くなり，穿孔などの合併症を引き起こしてしまう可能性もある．当施設ではシングルバルーンオーバーチューブ（ST-CB1：オリンパス社）（図1）を併用し ESD を施行している．

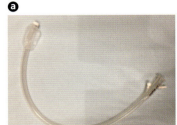
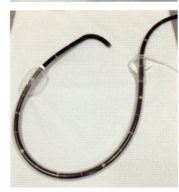
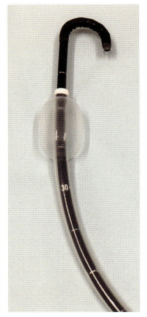
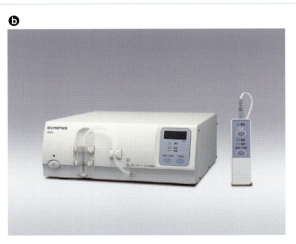

ⓐ シングルバルーンオーバーチューブ．ST-CB1（全長 770mm，内径Φ 13.8mm）
ⓑ バルーンコントロールユニット．OBCU

図1　オーバーチューブ

利点

① スコープの操作性が良くなり，病変へのアプローチが容易．
② スコープの出し入れが可能．
③ 病変の回収がオーバーチューブを通して可能．

　たわみやすい腸管を越えてオーバーチューブを留置するため，スコープの操作性が良くなり病変へのアプローチが容易となる（図2）．また，長時間の処置でレンズが汚れてしまった際にも，オーバーチューブを残したままでスコープの出し入れができるため，良い視野で治療を行うことができる．

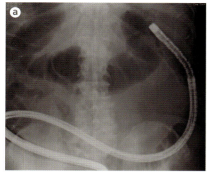
スコープがS状結腸でたわんでしまう

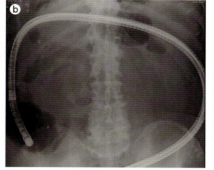
オーバーチューブを使用することで，S状結腸が直線化されスコープの操作性が良好となる

図2 オーバーチューブ使用によるスコープの操作性の変化

課題

①オーバーチューブを通じて空気が抜けやすい．
②オーバーチューブ下での深部挿入が難しいことが多い．
③オーバーチューブ挿入による疼痛や，腸管裂創・出血のリスク．

オーバーチューブとスコープに隙間があるため，そこから空気が抜け腸管が拡がりづらいことがある．またシングルバルーン小腸内視鏡に近い挿入法となり，症例によっては挿入自体が難しいこともあり，ある程度は慣れが必要である．またオーバーチューブを無理やりpushなどすると疼痛や裂創のリスクがあるため注意が必要．

適応

横行結腸から盲腸（深部結腸）に存在する病変で
①スコープの操作性が悪い．
②時間とともに近接ができなくなる．

当院では，ESD術前の精密検査の際に，オーバーチューブの必要性を検討している．太った患者に必要となることが多い．

オーバーチューブの挿入法（図3）

①スコープ単体を下行結腸まで挿入し直線化する．スコープ単体で下行結腸まで届かない場合は，オーバーチューブをスコープと一緒に把持して一体化させ，下降結腸まで挿入する場合もある．
②オーバーチューブをスコープに沿わせて下行結腸まで挿入する．
③その際，ガイドワイヤーテクニックの要領で，スコープを肛門側へ引っ張りながらオーバーチューブを進める．
④バルーンを膨らませて固定し，スコープをできるだけ深部まで挿入する．
⑤オーバーチューブを挿入する際は，再びガイドワイヤーテクニックでオーバーチューブを進める．
⑥バルーンを膨らませて固定し，腸管が直線化されるようにオーバーチューブを少し引く．

術中に腸管の伸展が悪い場合は，オーバーチューブから管腔内の空気が漏れてしまっている場合がある．そういった場合はバルーンの固定位置を肛門則にずらすと改善することが多い（例：上行結腸の病変に対して上行結腸でバルーン固定している場合，横行結腸にバルーンの固定をずらす等）．

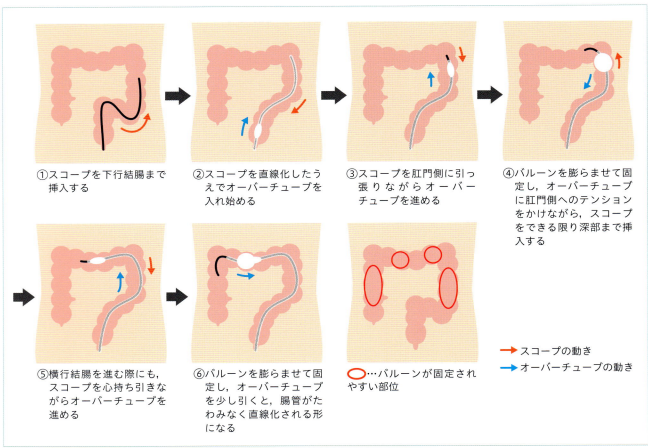

図3 オーバーチューブ挿入法のシェーマ

（図版提供：オリンパス株式会社）

column

大圃組エピソード　頭の先まで内視鏡につかる

　私が大圃先生にお会いしたのは医師になって5年目の事だ．ある時こんな事があった．安全に食道ESDを行うための工夫を凝らしていた時，あるトラクションを用いた方法をブタで実験するようにと大圃先生から指示があった．当時は私以外に6人の先生がトレーニングをされていたが，その方法が有用であるか一人ずつ実際にESDを行って検証するのだ．実質与えられた期間は1週間だった．日々の診療の後，切除後ブタを用いた食道ESDを1人4病変ずつ行わなければならない．開始は夜9時頃，暗くなった内視鏡室でブタモデルのセッティングからESDの介助，検体処理まで行い，終了は夜1時をまわる時もあった．研究のためには当然ブタも大量に必要になる．内視鏡室のカンファレンス室の冷凍庫は配送されてきたブタで一杯になった．

　やっとの思いで終わった検討の結果を大圃先生に報告して終了！であるはずもない．この結果に対しても大圃先生の指示のもと，細かく確認と検証を繰り返し，最終的に次の学会演題に登録できたのは，私が別の海外学会へ飛び立つ直前の空港のロビーだった．この研究は後にNTT東日本関東病院で論文化されている[1]．

　「頭の先まで内視鏡につかる」とはこういう事をいうのであろう．しかし不思議と辛くはなかった．1日中内視鏡室にいる事，内視鏡に携わる事が楽しくて仕方なかった．またこの時切除後ブタのセッティングに携わった経験が，私自身その後のアニマルモデルのハンズオントレーニング指導に非常に役立っている．あの時の日々は確かに大変だったかもしれないけれど，私にとってなくてはならない時間だったのだと思うのである．

文献

1) Ohata K, Fu K, Sakai E et al. Esophageal Endoscopic Submucosal Dissection Assisted by an Overtube with a Traction Forceps: An Animal Study. Gastroenterol Res Pract 2016; 2016: 3186168.

（大野亜希子：杏林大学 医学部第三内科）

❷ 初級ESD

到達目標 16 簡単な病変を短時間で終わらせる

簡単な病変は，ある程度経験を積めば誰でも完遂できるようになる．しかし，そういった病変こそ，いかに基本に忠実なESDを行えるかが重要である．その結果として治療を短時間で完了することができ，かつ無駄のない剥離（高周波を踏む回数が最小限）を行うことができるようになる．

 movie 17

Point
- ただ高周波を踏めばいいのではない．踏む回数を最小限にし，有効に展開させる．
- そのために，"エッジに当て線維を束ねる→進む方向へ力をかける→踏む"の一連の流れを多く経験することが必要である．
- 線維の束の量，質によって，次の力のかけ方を微妙にコントロールできるようになると，どんな粘膜下層であっても効率的かつテンポの良い剥離が進むようになる．

上行結腸，30mm，LST-NG-FEの病変（図1）を例にアプローチを解説する．

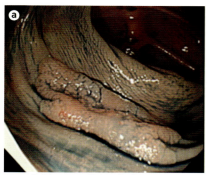
ⓐ インジゴカルミン散布下観察

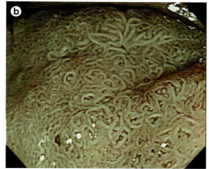
ⓑ NBI拡大観察．vessel pattern/surface patternともにregular（JNET分類：Type 2A）

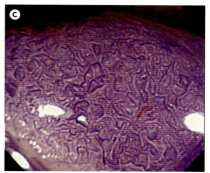
ⓒ クリスタルバイオレット拡大観察．大部分はⅢ$_L$-2型であるが，一部でⅥ軽度不整pit patternを呈する

図1 病変

1 十分な局注後に，切開モードでU字に切開（フラップ作成）

初回局注が最も膨隆するため，この段階で一気にフラップを作成したい．そのために，デバイスの左右アングルを用いつつ粘膜に押さえ込むように当てて切開する（参照：コラム「禁断の扉① 衝撃の往復ビンタ」☞38頁）．

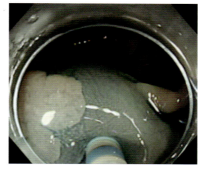
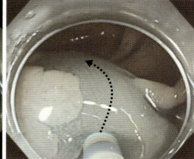
切開モードでU字に切開

Comment
デバイスで粘膜を押さえながら当てることで，切開というより少し剥離するくらいの気持ちで行っていく．

2 即座に切開モードでフラップの下を剥離し，潜り込みをつくる

病変側の粘膜は決して焦がさないように切開モードでシャープに．多少の出血は切り開いてから止血する．

❌ Don't
近接して無理に潜り込もうとしない．

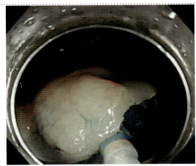 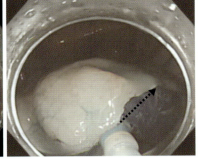

病変の粘膜は焦がさないよう注意する

3 潜り込みがしっかりできるようになったら，潜り込んで剥離

血管以外は切開モードで効率的に剥離する．

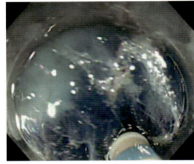 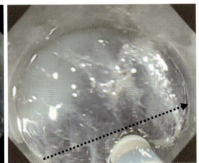

血管以外は切開モードで剥離

4 完全に潜り込みができたら全周切開

全周切開とともに終点のトリミングをしっかり行う．

💬 Comment
全周切開は，中途半端な潜り込みで行うと切開後に潜り込みができなくなるため，焦らず完全に潜り込みができてから行う．

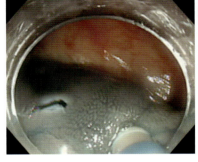 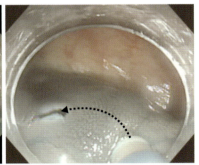

5 剥離を追加し，病変切除

筋層の走行を認識して切開モードで剥離する．

💬 Comment
エッジをしっかり取って剥離するとより効率的である．

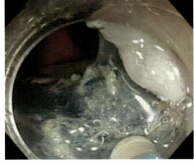 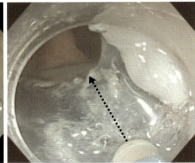

2 初級ESD

症例 3

横行結腸

横行結腸のESDでは，スコープの操作性が悪くアプローチが難しい場合や呼吸性変動に悩まされることがある．体位変換の有用性を理解し，呼吸（呼気または吸気）に合わせた内視鏡操作の基本の習得を心掛けたい．

特徴

I スコープ操作
①下部用のスコープを使用．順行操作がメインとなる．
②重力を考え，体位変換を活用する．
③呼吸性変動のため，呼吸に合わせたスコープ操作が必要となることが多い．
④パラドキシカルムーブメントのようにスコープの操作性が悪いときには，オーバーチューブの使用を考える．

II 部位
①呼吸性変動や心拍動の影響を受けやすい．
②肝彎曲部や脾彎曲部などの屈曲部では，スコープが安定しづらい．

治療戦略

- スコープの操作性はどうか？
- 呼吸性変動はどうか？
- 重力が悪ければ積極的に体位変換を活用する．

- 横行結腸では肝彎曲・横行結腸中央部（middle T）・脾彎曲などの屈曲部に病変が存在する場合や，処置をする際にS状結腸が伸びパラドキシカルムーブメントとなってしまうことで，病変へのアプローチが非常に難しいことがある．術前の検査では病変の観察だけではなく，スコープの操作性や重力が有効となる体位など，処置に必要な情報をしっかりと確認しておくことが必要となる．
- 重力の向きが悪く病変が水没してしまう場合には，無理な状況で剥離を行わず，体位変換することで剥離が容易となることがあるので，積極的に活用するとよい．その一方で，固定されていない横行結腸では体位変換をしても想像通りに重力が移動しないことがある．その場合も見越して，1つひとつの体位で重力のかかる方向を考慮し，剥離を行っていくとよい（図1）．

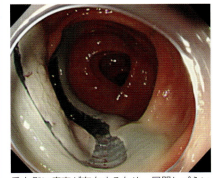 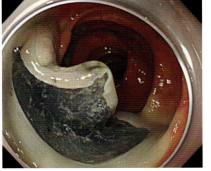

重力側に病変が存在するため，展開しづらい　　体位変換することで重力の効果が得られる

図1 重力のかかる方向を考慮する

- 呼吸性変動がある場合には，呼吸に合わせた内視鏡操作が必要となる．その際は，吸気もしくは呼気のどちらかに合わせてスコープを操作することが望ましい．また，スコープ操作によるアプローチが難しい場合には，スコープを安定させてデバイスを出し入れすること（発射台固定切り）で処置がしやすくなる場合がある（図2）．

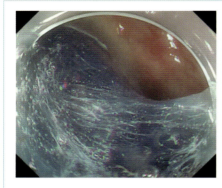
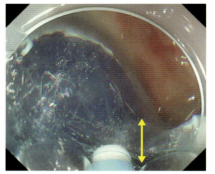

スコープを安定させたまま，デバイスを出し入れする

図2 スコープを安定させてデバイスを出し入れする（発射台固定切り）

治療の実際

症例 横行結腸，25mm，LST-NG-FE
使用スコープ PCF-Q260JI
使用デバイス DualKnife

- 70歳代，女性．横行結腸に存在する側方発育型腫瘍（LST-NG-FE）である（図3）．
- スコープはPCF-Q260JIを選択．術前検査の操作性は問題とならなかったため，オーバーチューブは使用しなかった．デバイスは，通常の大腸ESDと同様にDualKnifeを使用．

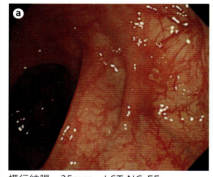
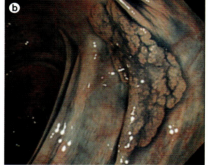

横行結腸，25mm，LST-NG-FE

インジゴカルミン散布下観察（全体像）．インジゴカルミン散布にて，病変は明瞭となる．明らかな陥凹や結節などSM高度浸潤を示唆する所見は認めず

図3 病変

1 肛門側に局注を十分に行う

Comment
脱気しながら管腔側にもち上げることで，高い膨隆ができる．

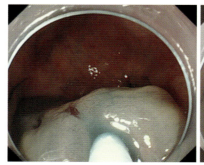
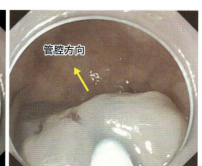

管腔方向

脱気しながら管腔方向にもち上げる

② 肛門側にU字切開をつくる

Comment

呼吸性変動があってもしっかりとデバイスの先端を押し当てることで多少の変動は押さえ込むことができる．逆に押さえが弱いと呼吸によって滑ったり，安定しなくなったりしてしまう．

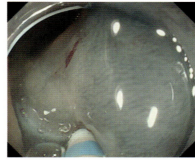 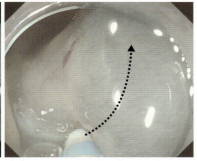

デバイスをしっかり押し当て，U字に切開

③ しっかり潜り込めるまで切開モードで剥離を行う

Comment

左右アングルをメインで使用して剥離する（スコープを無理に捻らないことで天地が変わらないため，視野が安定する）．スコープの捻りは微調整程度にとどめる．

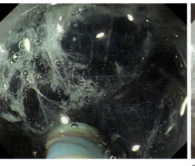 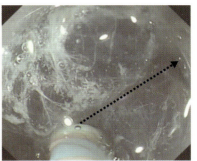

エッジからエッジに しっかり切り抜ける

④ 重力側，口側の切開を追加し，トリミングを行う

Don't

全周切開を焦らずに，可能な限り重力対側の粘膜を残しておく．この体位での重力方向を頭の中に入れておき，次の体位変換をした場合でも，状況によっては体位を元に戻す可能性も考えておく．

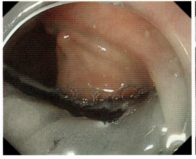 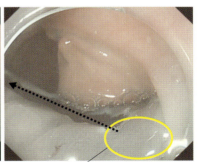

重力対側の粘膜を残しておく

⑤ 重力側のエッジから切開モードで剥離を行う

Comment

エッジを確実に捉えると効率的に展開できる．この体位でいけるだけいってしまう（横行結腸は体位変換が期待できないことがあるため）．

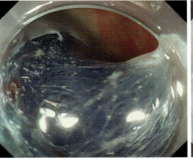 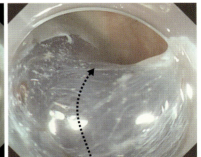

フードで線維を伸ばし，エッジから切開モードで剥離する

⑥ 重力側の剥離がしっかりできたら，全周切開を行う

Comment

重力側の剥離は，可能な限り進めておく．

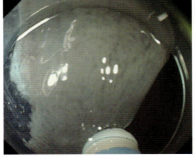 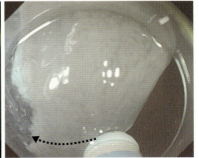

② 初級ESD｜症例3 横行結腸

7 体位変換を利用してエッジから剥離を行い，病変を切除する

❌ Don't
無理な状況で剥離を行わない．

Comment
この症例は体位変換することで，安全かつ効率的に剥離することができた．

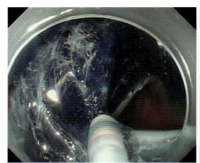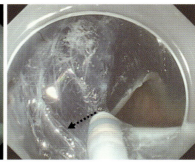

エッジから確実に落としていく

治療結果

- 治療時間 15分
- 偶発症 なし
- 病理 25mm, tubular adenoma (high grade), pHM0, pVM0, 治癒切除

- 今回の治療時間は15分であった．ストラテジーさえ間違えなければ，このようにEMRで百発百中で一括切除できる自信をもてないくらいの病変もそのEMRと遜色ない術時間で切除できるようになる．
- 病理結果は高異型度の管状腺腫で治癒切除であった．

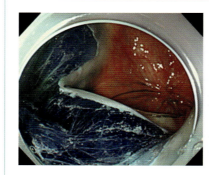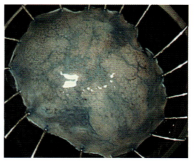

図4 治療結果

 まとめ

▶ 本例は横行結腸25mmの病変であるが，肛門側に潜り込みをつくった後にすぐ全周切開をおかず，重力側の切開・剥離を十分に進めたうえで全周切開を行った．

▶ このように適切なストラテジー（重力側より剥離を進め，体位変換を活用する）で効率的に（エッジから確実に剥離を進める）治療を行うことができれば，短時間かつ安全に病変を切除することができるようになる．

 **上達へのヒント**

▶ 重力で良好な視野を得ることができれば，初心者でも安全に剥離を進めることができる．決して無理な状況で剥離を進めるのではなく，剥離に行き詰まった際にはいったん立ち止まって，体位変換で良好な視野とならないか試してみることも大切である．内視鏡操作の技術だけではなく，このように広い視野をもって治療することも上達への道となる．

▶ 呼吸性変動をきたす病変では，剥離の際に呼吸に合わせた内視鏡操作が必要となる．その1つとして，スコープを安定させた状態でデバイスを出し入れすること（発射台固定切り）で良好な視野で病変を剥離することができる．

② 初級ESD

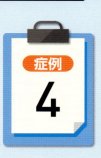

症例 4

下行結腸

下行結腸はスコープが安定して処置がしやすいと思われがちだが，脾彎曲付近はスコープの操作性が悪くアプローチが難しい場合がある．無理に操作することで，治療中に穿孔を起こすこともしばしば見られる．安全かつ効率的に処置をするための工夫を理解しよう．

movie 19

特徴

Ⅰ スコープ操作 ▶
①下部用のスコープを使用し，順行操作がメインとなる．
②重力を考え体位変換を活用する．
③脾彎曲部では，パラドキシカルムーブメントのようにスコープの操作性が不良となることがある．
④脾彎曲部では，呼吸性変動のため呼吸に合わせたスコープ操作が必要となることが多い．

Ⅱ 部位 ▶
①脾彎曲部では，呼吸性変動や心拍動の影響を受けやすい．
②脾彎曲部では，スコープが安定しづらい．
③背側に存在するため，洗浄した液体が溜まりやすい．
④盲腸同様に壁が薄い．

治療戦略

- スコープの操作性はどうか？
- 病変が水没してしまう場合には，積極的に体位変換を活用する．

- 脾彎曲に病変が存在する場合は，処置をする際にS状結腸が伸びパラドキシカルムーブメントとなってしまうことで，病変へのアプローチが非常に難しいことがある．スコープ操作による病変へのアプローチが難しい場合には，スコープを安定させてデバイスを出し入れする（発射台固定）ことで処置がしやすくなる．
- 下行結腸は背側に存在するため，少量の液体でも簡単に水没してしまうことが多い（図1）．したがって，治療の際にはこまめに液体を吸引しておくことが必要である．それでも病変が水没してしまう場合には，無理な状況で剥離を行わず，体位変換を積極的に活用するとよい．

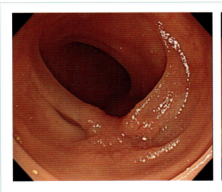
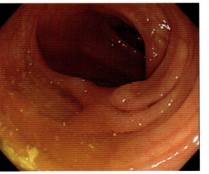

少量の液体でも容易に水没してしまう

図1 病変の水没

- 術前の検査では，病変の観察だけではなく，スコープの操作性や病変が容易に水没してしまわないかなど，処置に必要な情報をしっかりと確認しておく必要がある．

治療の実際

症例 下行結腸，30mm，LST-NG-FE
使用スコープ PCF-Q260JI
使用デバイス DualKnife

- 70歳代，女性．下行結腸の脾彎曲に存在する側方発育型腫瘍（LST-NG-FE）である（図2）．
- 術前検査では時間とともに病変の位置が変化し，スコープの操作性が非常に悪い病変であった．
- スコープはPCF-Q260JIを選択．デバイスは，通常の大腸ESDと同様にDualKnifeを使用．

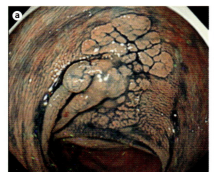
インジゴカルミン散布下観察．30mm，LST-NG-FE

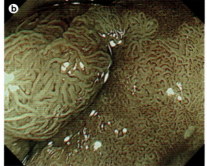
NBI拡大観察．口径整な網目状の血管が均一に分布する（JNET分類：Type 2A）

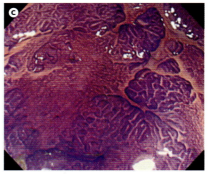
クリスタルバイオレット拡大観察．大部分はⅢ_L型pit patternであるが，一部でV_I型軽度不整pit patternを呈する

図2 病変

1 肛門側に局注をして，U字切開をおく

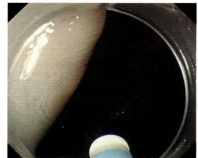
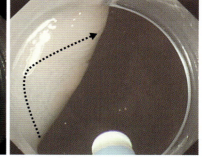
脱気しながら管腔方向にもち上げる

2 U字切開はしっかりとデバイスを当てて行う

Comment
距離がとれない場合は，送気をし続けることで距離をとる．

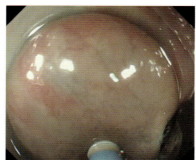
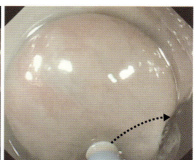
送気し続けながら切開する

3 肛門側にしっかり潜り込みをつくる

Comment
ブラインド操作の際には，3回程度切開モードで剥離したら切除ラインの確認を行う．

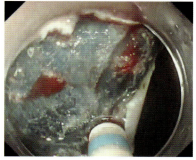
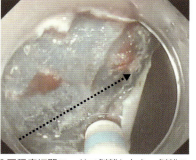

3回程度切開モードで剥離したら，剥離ラインを確認する

4 潜り込んだ状態で切開モードで剥離を進める

Comment
スコープが安定している間に，剥離を一気に進める．

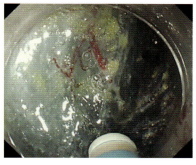
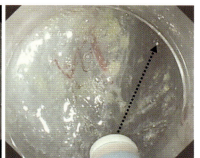

5 重力側の剥離がしっかりできたら，全周切開を行う

❌ Don't
全周切開を安易に行わない．

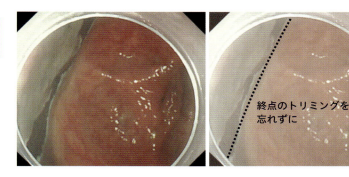

終点のトリミングを忘れずに

6 まずは重力側をエッジから切開モードで剥離していく

Comment
エッジから確実に剥離することで効率的に展開できる．

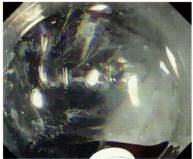
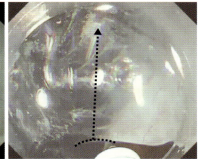

重力側をエッジから確実に剥離していく

7 その後もエッジを確実に取りつつ病変を落としていく

Comment
スコープ操作による剥離が安定しなければ，発射台固定切りで剥離を行うほうが安全かつ効率的である．

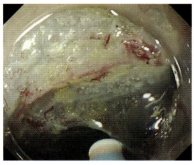
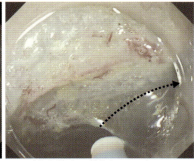

エッジから確実に落としていく

治療結果

- 治療時間 15分
- 偶発症 なし
- 病理 33mm, tubular adenoma (high grade), pHM0, pVM0, 治癒切除

- スコープの安定しない部位に存在する病変であったが，偶発症なく短時間で一括切除することが可能であった．
- 病理結果は，高異型度の管状腺腫で治癒切除であった．

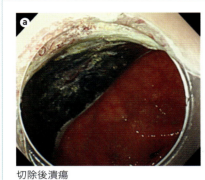 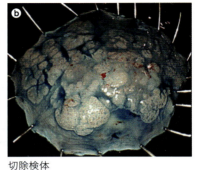

切除後潰瘍　　　　　　　　　切除検体

図3　治療結果

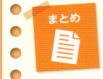

まとめ

▶ 本例は，脾彎曲部の病変であり，スコープの安定しない部位に存在することから，少し難易度が高かった．

▶ スコープ操作による病変へのアプローチが難しい場合には，スコープを安定させた状態でいかに処置できるかが重要となる．

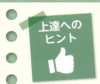

上達へのヒント

▶ パラドキシカルムーブメントなどスコープ操作による病変へのアプローチが難しい場合は，スコープを安定させた状態で切開・剥離することが必要となる．その際には，吸引・送気によるわずかな空気の出し入れやデバイスの出し入れ（発射台固定切り）などによって微調整を図ることで，安全かつ効率的に切開・剥離をすることが可能となる．

▶ スコープの操作やアプローチが難しい病変に対する治療は，送気量の変化や蠕動などの影響で，時間とともにさらに難しくなることが予想される．少しでも視野が安定した際に，迅速に剥離を進めることができるようになることも重要である．

2 初級ESD

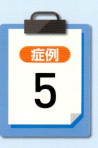

症例 5 S状結腸

S状結腸は，深部結腸に比べると手を放すとスコープが抜け安定しないため，処置が難しいことがある．右手でスコープを保持しつつデバイスを出し入れするような内視鏡操作に慣れ，アプローチが難しいときには体位変換を適宜行うことが重要である．

movie 20

特徴

I スコープ操作
① S状結腸の近位側では下部用スコープ，遠位側では上部用スコープを使用することが多い．
② 上部用スコープでは，反転操作も有用である．
③ アプローチしやすい体位を考える．
④ スコープの安定性が悪いため，右手は常にスコープを保持している必要があり，左手の操作が重要となる．

II 部位
① 直腸S状部（Rs）付近やSDJ（sigmoid descending colon junction）付近は，特に屈曲が強く全貌を捉えるのが難しい．スコープをpush気味にして処置をするのか，抜き気味で処置をするのかを考える．送気量の調節も安定した処置には重要である．
② 管腔が狭いため，より繊細な動きが必要となる．
③ 自由腸管であるため，スコープの安定性が悪い．
④ 呼吸性変動は比較的弱い部位であるため，処置や体位がはまればスムーズに進められることが多い．

治療戦略

- スコープの安定性はどうか？
- どの体位が良いか？

- スコープの反転が可能であれば，反転して口側に局注し切開剥離を行うことで，初めに終点をつくることも可能である．
- 順方向で肛門側に局注をしたうえでU字切開をし，十分に潜り込めるまで剥離を行う．重力を考えて体位変換を行うと管腔の開きが悪くなることがあるため，切開剥離時は十分に送気をしながら行う必要が出てくる．
- 十分に肛門側の潜り込みができた後は，重力側を意識して切開剥離を行う．
- 潜り込みができ，重力側の切開剥離ができた後に全周切開をおき，肛門側より剥離を行い，病変を切除する．

治療の実際

症例 S状結腸，25mm，LST-NG-FE
使用スコープ GIF-Q260J
使用デバイス DualKnife

- 70歳代，女性．S状結腸遠位側にある25mmのLST-NG-FEである（図1）．
- 病変はスコープが完全な1対1対応とならない位置に存在する．
- S状結腸遠位側であるため，反転操作も考えスコープはGIF-Q260Jを選択．デバイスは，通常の大腸ESDと同様にDualKnifeを使用．

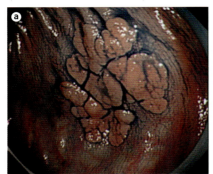
ⓐ インジゴカルミン散布下観察（全体像）．S状結腸，25mm，LST-NG-FE

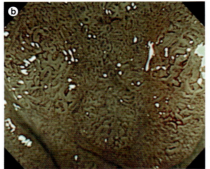
ⓑ NBI拡大観察．一部で口径不同を呈するvessel patternを認める（JNET分類：Type 2B）

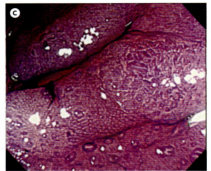
ⓒ クリスタルバイオレット拡大観察．大部分はⅢ_L-2であるが，一部でV_I型軽度不整pit patternを呈する

図1 病変

1 反転して口側に切開剥離を行い，終点を初めにつくる

Comment
あくまでも終点づくりであるため，反転で無理をして剥離しない．過送気では反転しないようにする．また，病変近くではなく少し遠めから反転し，近づいてくるようなイメージで行う．

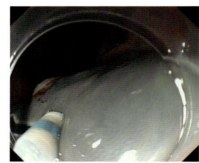
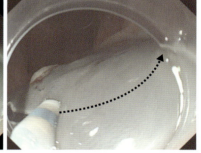
デバイスをしっかり当てて切開する

2 潜り込みをつくるために，肛門側に局注して高い膨隆をつくる

Comment
なるべく高い膨隆をつくることで，安心してデバイスを押し付けて切開することができる．

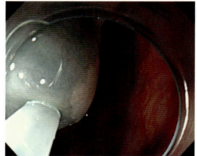
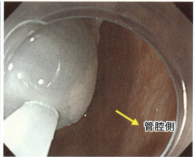
管腔側
脱気しながら針先を管腔側にもち上げる

3 順方向で肛門側にU字切開をつくり，剥離を行う

Comment
病変の辺縁を焼かないように，シースをしっかり潜り込ませる．

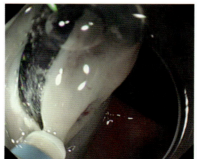
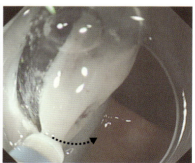
肛門側よりU字に切開する

4 重力側の切開を追加し，剥離を可能な限り行う

Comment
重力側を意識して切開剥離を行うことが重要である．

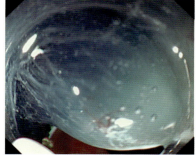
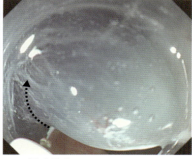

エッジから確実に

5 十分に潜り込めるまで剥離を行う

Comment
エッジをしっかり捉えて，切開モードで剥離すると効果的である．

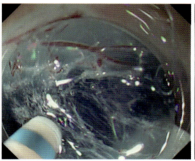
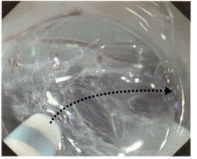

フードで線維を伸ばしながら

6 しっかり潜り込みをつくった後で全周切開を行う

Comment
中途半端に潜り込める状況で全周切開を行うと潜り込めなくなってしまうので，十分に潜り込める状況にしておく必要がある．

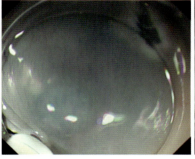
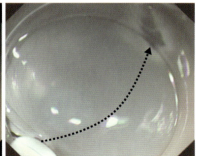

7 筋層をイメージして，エッジからしっかりと剥離を行う

エッジをしっかり取ることによって，1回の剥離で大きく展開できる．

Don't
アプローチしづらい状態のまま剥離を進めない．体位変換を有効に活用する．

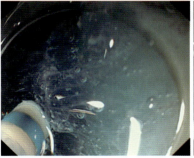
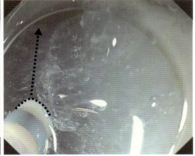

エッジからエッジにしっかり切り抜ける

治療結果

- 治療時間 25分
- 偶発症 なし
- 病理 25mm，tubular adenoma (high grade)，断端陰性，治癒切除

- 治療時間は25分であった．S状結腸のように狭いスペースであっても，体位変換を有効に活用すれば，難渋することなく切除することができる．
- 病理結果は，高異型度の管状腺腫で断端陰性から治癒切除であった．

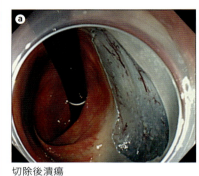 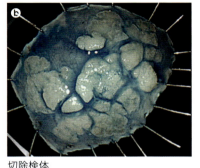

切除後潰瘍　　　　　　　　　切除検体

図2 治療結果

まとめ

- 本症例は，スコープ操作や重力を加味して右側臥位で処置を行うことを選択した．また，スコープの安定性が悪いことから，右手でスコープを保持したままでデバイスを出し入れする動作が必要であった．
- 病変との至適距離は，スコープの出し入れのみならず空気の出し入れで調整することが大切である．本症例はスコープの出し入れ幅が病変との距離調整に1対1で対応していなかったので，術中常に空気の出し入れを行い，距離調整を行った．
- 本症例のようにスコープの反転が可能であれば，反転して初めに口側を切開剥離し，終点をつくることも可能である．

上達へのヒント

- S状結腸で重力を有効に活用しようとすると，管腔の開きが悪くなることがある．そんなときは，送気しつつ迅速に切開剥離を行う必要が出てくる．
- デバイスを引いた状態で視野をセットし，その視野をしっかり固定して微動だにさせずデバイスを出す．「デバイスを出したとき，そこがまさにデバイス先端を当てたい場所（切りたい場所）であり，視野を動かすことなく切り始めることが可能」という一連のテクニックが繰り返し必要とされる（図3）．デバイスを出しながら視野をつくるのではデバイスが邪魔になってしまう．デバイスの出る場所を理解していることと，スコープを保持しながらデバイスの出し入れができる技術が必須である．
- S状結腸のESDでは，スコープが安定しないため，右手でスコープを保持したままでデバイスの出し入れを右手で行う動作が必要となることが多い．ESDで必要となる際に無意識で操作できるようになるためには，通常のEMRやpolypectomyの際から意識づけることが重要である（図4）．

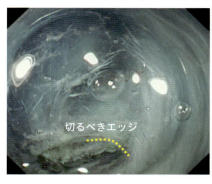 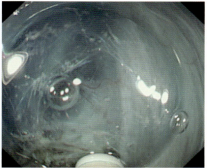

そのままの視野でデバイスをセットする

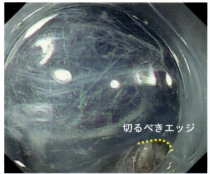 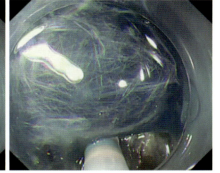

切りたいところにデバイスがセットできていない⇒視野をつくり直す必要がある

図3 切りたいところにデバイスをセットする

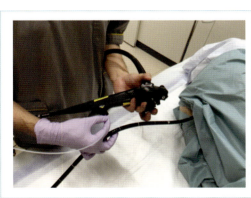 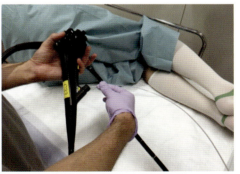

図4 右手でスコープを保持＋鉗子の出し入れ

症例6 初級ESD

盲腸（回盲弁・虫垂開口部病変を除く）

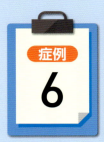

大腸ESDの中で，ESDのストラテジーがより重要となる部位が盲腸である．中でも盲腸底部の病変は，壁も薄く筋層も垂直となるため剥離に注意が必要となる．盲腸の解剖やESDの特徴を十分に理解し，典型的なストラテジーをマスターしよう．

movie 21

特徴

I　スコープ操作 ▶
①下部用のスコープを使用し，順行操作がメインとなる．
②スコープが直線化されていることが大前提．
③重力を考え，ストラテジーを立てる．
④重力の向きが悪いときには，積極的に体位変換を活用．さらに厳しければ，トラクションも考慮する．
⑤スコープの操作性が悪いときには，オーバーチューブの使用を考える．

II　部位 ▶
①盲腸底部の病変（図1）では筋層が垂直になりやすく，また筋層の線維そのものも，ややまばらである．不用意な処置で容易に穿孔するため，より緻密な処置が必要である．
②盲腸は脂肪が多く，かつ粘膜下層も薄いため，より慎重な操作が必要となる．

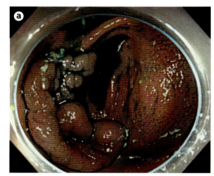
ⓐ 盲腸底部，40mm，LST-NG-FE

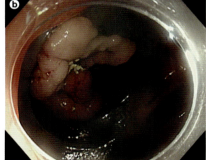
ⓑ 仰臥位で重力側となり，剥離しづらい

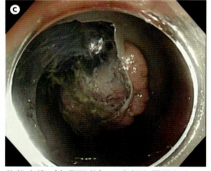
ⓒ 体位変換（左側臥位）で良好な視野となる

図1 盲腸底部の病変の特徴

治療戦略

※盲腸底部の病変以外は，上行結腸の病変と同様のストラテジーとなるため，ここでは盲腸底部の病変に対して述べる．
● スコープの操作性は問題ないか？
● 虫垂開口部との位置関係を確認する．
● 重力を考え，ストラテジーを立てる．
● 虫垂および重力側から切開剥離を行う．

● 虫垂近傍は線維化が見られることが多いので，局注で高い膨隆が得られる初めにしっかり切開し，可能な限りのトリミングを行う（治療の終盤になると局注による良好な膨隆が得られにくくなり，処置が難しくなる）（図2）．

- そのうえで，重力側の切開・トリミングを十分に行う．盲腸底部の病変では，筋層と垂直になるため，剝離は無理をしないほうがよい．ある程度しっかり終点がつくられていないと最後の剝離が難しくなる．
- 最終的には，上方（重力の反対側）よりデバイスのシースで病変を下にめくりながら剝離を進めていく．デバイスを強く押し当てすぎると穿孔の危険が高くなるため，注意する．また，大型病変の際には，あまり近づきすぎると筋層の走行がわかりにくくなるため，少し距離を置き病変全体を見ながら剝離を進めることで穿孔のリスクを回避することが可能となる．

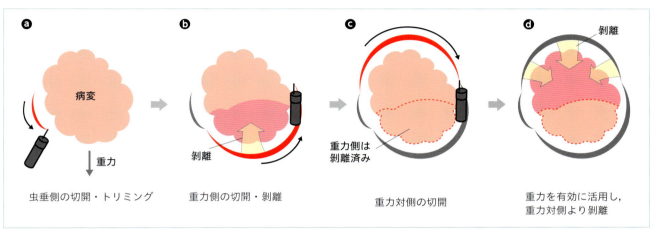

図2　ストラテジーのイメージ

治療の実際

症例　盲腸，50mm，LST-G-Mix
使用スコープ　PCF-Q260JI
使用デバイス　DualKnife

- 50歳代，男性．盲腸底部にある50mmのLST-G-Mixで，虫垂開口部近傍まで広がるものの虫垂への進展は認めなかった（図3）．
- スコープはPCF-Q260JIを選択．術前検査の操作性は問題とならなかったため，オーバーチューブは使用しなかった．デバイスは，通常の大腸ESDと同様にDualKnifeを使用．

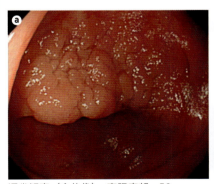
通常観察（全体像）．盲腸底部，50mm，LST-G-Mix

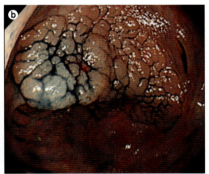
インジゴカルミン散布下観察（全体像）．病変内に粗大な結節は認められない

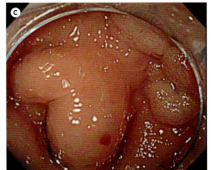
虫垂開口部との位置関係．病変は虫垂開口部の近傍まで進展している

図3　病変

1 虫垂開口部との境界に局注し，十分な深さまで切開する

初めの局注は必要最小限の回数で，最大量入れる．線維化もあってliftingしにくい部位ではあるが，liftingしないからといって不用意に繰り返し局注を繰り返すと周囲に無駄に局注が広がり，切離したい部分が逆に谷間になって処置しにくくなる．

Comment
局注は，全体の広がりを確認しながら行う．

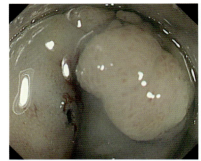
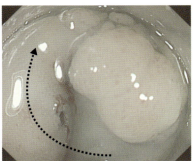

虫垂側を十分な深さまで切開する

2 可能な限りのトリミングを行う

筋層と直面しているため，デバイスのディスク先端で引っかけるような引っかけ切り（フック切り）を多用する．

Comment
線維化も存在するため，無理にデバイスを押し付けすぎない．

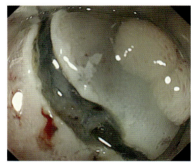
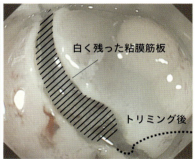

トリミングではデバイスを押し付けすぎない

3 重力側を切開し，十分なトリミングを行う

基本的には内（病変裏）から外（病変外）へ切り出していく方向が安全である．デバイス先端を裏側へ入れて，少しもち上げて切り出していく．

Comment
筋層と垂直になるため，剝離は無理をしすぎない．

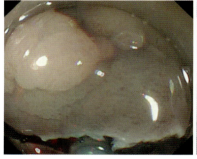
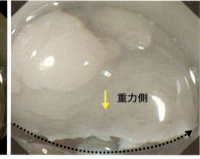

重力側の切開・トリミング

4 潜り込みができる場所を見つけ，潜り込みをつくる

この潜り込みがつくれると，❼の剝離の際のエッジになり，スムーズな剝離が可能となる．そのエッジのために頑張るようなイメージ．

Comment
病変の辺縁を焼かないように，剝離の際にはデバイスのシースを粘膜の下に潜り込ませる．

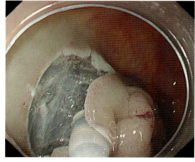
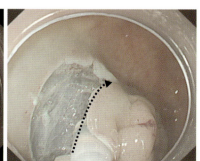

5 潜り込みができたらしっかり潜り込み，切開モードで剥離を進める

Comment
剥離する粘膜下層を寝かさないような至適距離を保ちつつ，剥離を行う．

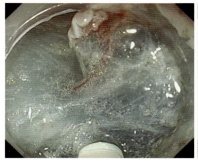 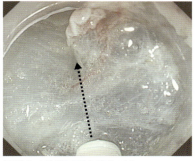

剥離する粘膜下層を寝かせない

6 潜り込みが安定したところで，重力対側の切開を広げる

Comment
ここまでの頑張り具合が **7** 以降，楽になるかの分かれ目となる．

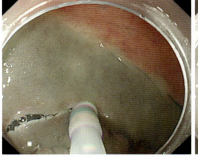 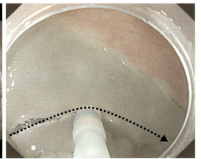

7 デバイスのシースで病変を下にめくりながら，上方（重力対側）より剥離を進めていく

逆さ切りを続けてある程度めくれてきたら，左右からさらにトリミングをする．

Comment
病変の辺縁を焼かないように注意し，切開モードで剥離することで，効率よく剥離を進めることができる．

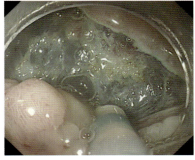 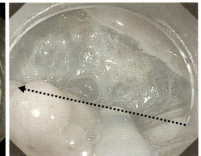

シースで病変を下にめくりながら剥離

8 完全に潜り込めるようになったら，全周切開を行う

Comment
「全周切開をする段階は最終段階」と考える．

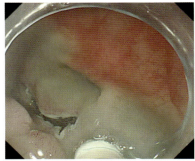 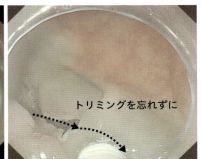

トリミングを忘れずに

9 重力を有効に活用し，上方（重力対側）より剥離を進める

Comment
少し距離を置くことで，筋層の走行を正確にイメージしながら剥離を行うと安全に剥離することができる．

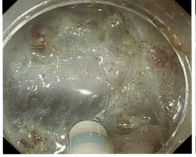 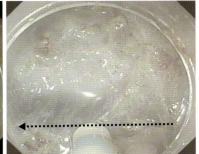

筋層の走行を正確にイメージする

2 初級 ESD｜症例6　盲腸（回盲弁・虫垂開口部病変を除く）

❿ **エッジから効率的に切開モードで剥離し，病変を切除する**

Comment
エッジからエッジに抜ける感覚で剥離すると，非常に効率的．

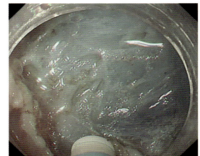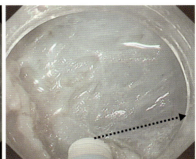

治療結果

- 治療時間 45分
- 偶発症 なし
- 病理 48mm，tubular adenoma (high grade)，断端陰性，治癒切除

- 治療時間は45分であった．ストラテジーをきっちり立てESDの技術が上達していけば，盲腸底部の大型病変であっても1時間以内に切除できるようになる．
- 病理結果は，高異型度の管状腺腫で断端陰性から治癒切除であった．

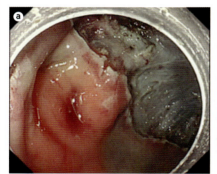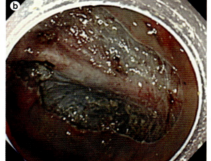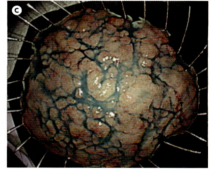

切除後潰瘍（虫垂側）　　　切除後潰瘍（全体像）　　　切除検体

図4 治療結果

まとめ

▶ 本例は，盲腸底部に存在し虫垂近傍まで広がる大型な病変であるため，初級者には比較的難易度が高い．しかしながら，至適距離を保ち，病変粘膜を焼かない，重力を利用する，筋層のラインをイメージできる，といった部分が十分にコントロールできるようになれば，切除可能な病変となってくる．

▶ いかなる病変であっても，重力側の切開剥離を行うことが先決である（虫垂近傍の病変であれば，虫垂近傍の切開剥離をまず行う）．

▶ 剥離は，重力の対側より病変を落としていくイメージで進める．

▶ 虫垂近傍の病変は，線維化もあってliftingがしにくい．場合によってはliftingしないこともある．そんなときはいくら局注しても百害あって一利なし，早々に局注をやめるほうがその後の処置がスムーズになる．liftingが得られないときには，そのまま局注なしで粘膜と粘膜筋板の厚さだけ切開をする．その技術力がないと思うなら，こういった病変に手を出すべきではない．

上達へのヒント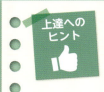

- 盲腸底部病変は，大腸ESDスキルが中級程度になると経験することが増えてくる．経験が浅い術者の場合，サイズが20～30mmくらいの大きくない病変では，逆にめくりにくく重力が効きづらいため難渋している光景をよく見かける．40～50mmくらいの病変のほうが，病変そのものの重さが重力のトラクションをサポートしてくれるため，ある程度まで潜り込んでしまえばあとは単純作業となる．そのため，大きくない病変ほどしっかり潜り込めるまでは我慢タイムが続く．「全周切開をする段階は最終段階」であることを覚えておく．

- 重力側に病変が存在し切開剥離に難渋する症例では，体位変換を活用することが大切である．最近ではトラクションデバイスを用いた盲腸のESDが報告されているが，上記のような重力を利用したストラテジーであれば，多くの症例は追加のトラクションデバイスは不要である．しかし，重力がどちらを向いても難しいときは，トラクションデバイスが非常に有効になる場合も多い．

- 深部結腸でスコープの操作性が悪い場合には，オーバーチューブの使用を考える．難しい状況で無理やり治療をするのではなく，より治療しやすい状況をつくることも上達への近道である．

Column

大圃組エピソード 全ての人を魅了するスーパーヒーロー

鋭い眼光，ワイルドな風貌……一見，怖い人！？ と思いきや，その正体は，とてもハートフルな内視鏡のスペシャリストです．

近隣であったNTTにESDの上手な先生が居ることは大学病院に在籍中から知っていましたが，近くて遠い存在でした．実際に初めて大圃先生のESD手技を見たのは，大学病院を辞めた直後のことでした．僕自身も内視鏡医として，ある程度のレベルには達していたと自負していました．しかし，大圃先生の無駄のない操作，手技の速さに衝撃を受け，気がついたら，大圃組に入隊していました．

大圃先生は時々こんな例え話をします．『野球で，ダイナミックにプレーするよりも，いつも簡単そうにプレーする選手の方が，本当のプロ．簡単そうに見えるのは，常にボールの落下点を予測して先回りしているからであって，ダイナミックになってしまうのは，ギリギリでしかボールを取れないからだと思う．簡単でなければ，多くの人たちには受け入れられない…』こういった理論が，大圃先生の内視鏡の肝と言えるでしょう．

そして，大圃先生の魅力は，内視鏡技術だけではありません．その人柄です．院内での治療はもちろん，国内外からの招聘も増え，これだけ著名になった現在も患者さんを紹介してくださる近隣の開業医や施設への恩を決して忘れないのです．唯一のコミュニケーションとなる返書を大切にしています．あのワイルドな風貌からは想像もつかないきめ細やかさもあります（あとで怒られます，笑）．その人柄に引き寄せられたのは医師だけにとどまりません．大圃組には，内視鏡技師，看護師，事務……職種を越えて集まっています．

大圃組に入隊して約4年，ESDのストラテジーはもとより，スコープの操作・視野の作り方・局注・往復ビンタのような剥離……一からESDを学んでいたら，いつの間にか高周波のペダルを踏む僕の足も裸足になっていました．そう……大圃先生は，僕が子供の頃に憧れてよく真似をしていた，スーパーヒーローのような存在なのです！

（村元 喬）

❷ 初級ESD

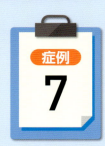

肛門病変

直腸肛門病変に対するESDは、出血に難渋することが多い。肛門管へ広く進展する病変は、肛門管側の切開・剥離をすみやかに行い、病変を広いスペース（直腸内）へスライドさせて処置する必要がある。不用意な出血をきたさないような剥離深度のコントロールが鍵となる。

特徴

Ⅰ スコープ操作 ▶ ①反転操作の容易さや取り回しのしやすさから、上部用スコープが処置に適している。
②肛門管側の切開剥離は、順方向で処置を行う。
③反転操作では、歯状線付近では筋層がせり上がってくるため左右のアングル操作が必要となる。
④レンズが汚れた場合、スコープを抜去すれば簡単に視野を良くすることができる。止血に伴う凝固操作の頻度も高くなるのでレンズは曇りやすい。面倒がらずにまめにレンズをきれいに保つことが必要である。

Ⅱ 部位 ▶ ①治療前に、病変の範囲診断を正確に行う（図1）。
②反転操作では、歯状線付近の筋層はせり上がってくるため注意が必要。
③歯状線付近は太い血管が多いため、止血処置を丁寧に行う。
④歯状線から肛門縁にかけては、知覚神経が存在する

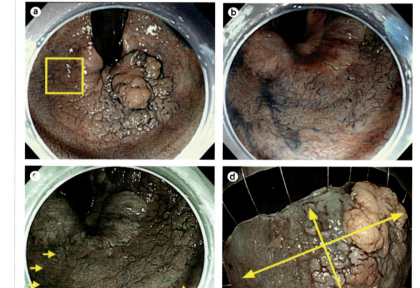

a：下部直腸（Rb）のLST-G-Mix病変（インジゴカルミン散布下観察）
b：結節部に付随して広範囲に丈の低いⅡa病変を認める（前医では結節部のみ指摘されていた病変）
c：NBI観察では、病変はbrownish areaとして認識される
d：ESDで一括切除。60mmを超えるⅡa+Ⅰs病変であった

図1 範囲不明瞭な病変

治療戦略

- 病変の範囲はどうか？
- 口側，肛門側のどちらからアプローチするか？
- 不用意な出血をきたさないようにする．
- 反転操作で剥離をどの程度まで行うか？

- 直腸肛門病変では，丈の低い平坦病変（Ⅱa）を随伴することがあるので，治療前に必ず病変の範囲診断を正確に行う必要がある．同時に，肛門側の肛門管への進展の程度を評価する．範囲診断には，NBIによる観察が有用となることが多い．範囲が不鮮明な場合はマーキングも考慮する．
- 病変の首座が直腸Rbであれば，潜り込みをつくるために反転操作で病変口側の切開剥離から開始してまったく問題はない（図2）．しかし，肛門管への進展が広い場合には，順方向で肛門管内の切開剥離をまず行い，病変を直腸内に変位させることが必要となる．

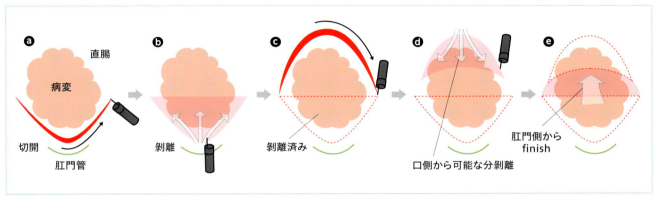

図2 肛門管に進展する病変のストラテジー

- 歯状線付近は太い血管が多く存在するため，肛門側の切開（図3）は通常より少し浅め（粘膜筋板がギリギリ切れる深さまで）にしたうえで，粘膜下層の血管を視認し，適宜凝固止血を行いながら剥離を進めることが理想である．太い血管の際には，無理せず先に止血処置（pre-coagulation）を行ってから剥離をする．

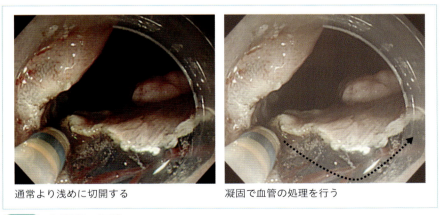

図3 肛門管の切開

- 反転操作（図4）では，歯状線付近の筋層はせり上がってくるため，完全に潜り込むまでは近接しすぎると筋層を傷つけやすい．また，アングル操作もアップアングルだけではなく，左右アングルまで活用して剥離をすることが必要となる．反転で剥離が難しい際には，順方向に変えて肛門側から剥離を行うほうが病変へのアプローチが容易なことがある．

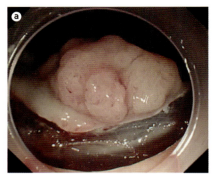
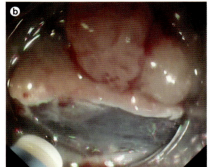
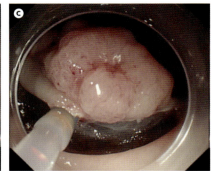

反転して口側をU字切開後

無理に近接しようとすると，筋層を傷つける可能性がある

少し距離を置いてなるべく筋層と平行に保つことで，安全に剥離することができる

図4 反転操作

治療の実際

症例 直腸Rb〜肛門管，80mm，LST-G-Mix
使用スコープ GIF-Q260J
使用デバイス DualKnife，ムコゼクトーム2

- 70歳代，男性．直腸Rbから肛門管に広範囲でかかるLST-G-Mixである（図5）
- スコープは，反転操作の容易さや取り回しのしやすさからGIF-Q260Jを選択．デバイスは，DualKnifeと凝固剥離のためにムコゼクトーム2を使用．

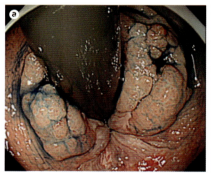
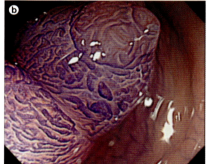
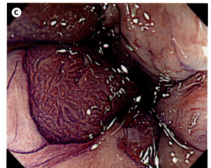

インジゴカルミン散布下観察（反転像）．直腸Rb，80mm，LST-G-Mix（歯状線を3/4周取り囲む）

クリスタルバイオレット拡大観察（反転像）．大部分でV₁軽度不整pit patternを呈する

クリスタルバイオレット拡大観察（順行観察）．病変は歯状線を越えて肛門管まで進展している

図5 病変

❶ 肛門側（肛門管）に局注をする

Comment
視認できる血管は避けて，まずは浅めに局注を行い，膨隆が得られたら裾野に局注を追加していく．

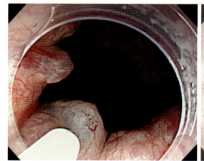
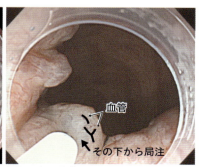

視認できる血管は避けて浅めに局注

❷ 肛門側（肛門管）の切開をU字に行う

Comment
通常より少し浅め（粘膜筋板まで）の切開にとどめることで，出血の少ない切開が可能となる．

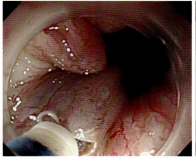 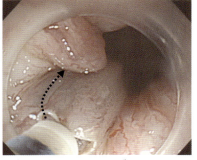

通常より浅めの切開にとどめる

❸ 視認できる血管を凝固止血しながら，粘膜下層に潜り込む

Don't
不用意な出血はきたさないように注意する．

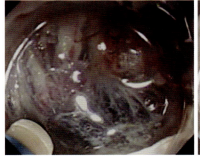 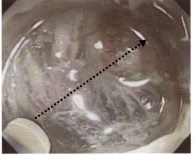

凝固で血管の処理を行う

❹ 凝固を中心に肛門側（肛門管）の剝離を進める

Comment
肛門管から歯状線付近の粘膜下層には太い血管を多数認めるため，凝固（Forced 凝固）中心に剝離を行う．血管は凝固波を長く通電し，デバイスをゆっくり動かすことが出血をさせずに進めるコツである．

Don't
直腸に入ると筋層はダウンヒル（下り坂）になるため，浅くならないように注意する．

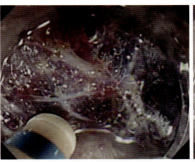 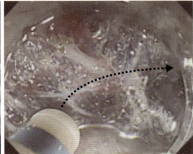

凝固（Forced 凝固）中心に剝離

❺ 肛門側（肛門管）の剝離を行い，病変を完全に直腸内に変位させる

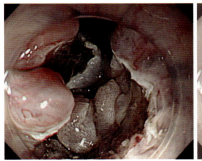 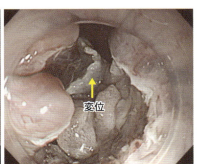

病変を完全に直腸内に変位させる

⑥ 反転して口側の切開を行う

Comment
口側の切開は，しっかりデバイスを当てて行う．

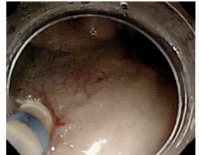 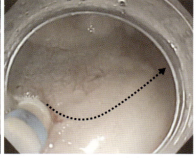

口側の切開はしっかりとデバイスを当てて行う

⑦ 反転して口側の剝離を行う

Comment
潜り込みが難しければ，デバイスを少し長めにして剝離を行う．

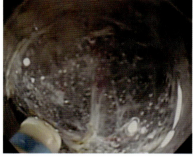 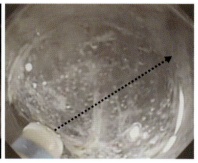

⑧ ある程度，口側の剝離を行ったところで順方向に戻す

Comment
筋層が徐々に上がってくるため，無理に反転して剝離を進めると筋層を傷つけるため注意が必要である．

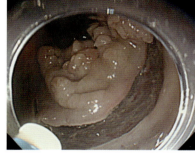 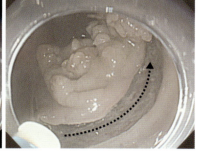

反転での剝離が難しくなれば順行に戻す

⑨ 順方向で肛門側より剝離を進める

Comment
エッジからエッジに抜けるように剝離を行う．

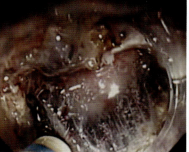 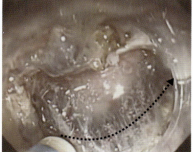

エッジからしっかり捉えて剝離を進める

⑩ エッジを捉えて剝離を進め，病変を切除する

Comment
状況に応じて体位変換を行い，重力を上手に活用すると効率的．

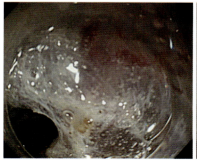 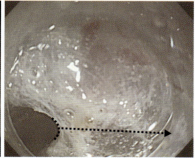

重力を上手に活用し，効率的に剝離する

治療結果

- 治療時間 75分
- 偶発症 なし
- 病理 80mm, adenocarcinoma (tub1) in adenoma, Tis, ly0, v0, pHM0, pVM0, 治癒切除

- 治療時間は75分であった．適切なストラテジーで，不用意な出血をきたさないように注意して処置することができれば，このような大型の病変であっても1時間程度で切除できるようになる．
- 病理結果は，粘膜内に限局した腺腫内癌で，脈管侵襲陰性，切除断端陰性から治癒切除であった．

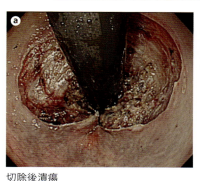
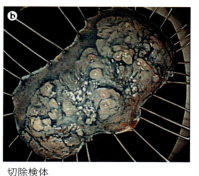

切除後潰瘍　　　　　　　　　　切除検体

 図6 治療結果

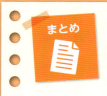 **まとめ**

- 本例は，直腸Rbから肛門管に広がる80mmの病変であるが，不用意な出血をきたさずに処置することができれば，初級者でも十分に治療可能な病変と思われる．歯状線付近の切開では，通常より少し浅めに切開することで，切開による出血を抑えるよう注意を払っている．
- 反転操作では，筋層がせり上がり剥離が困難となれば，無理をせずに順方向からアプローチすることが重要である．

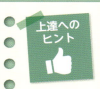 **上達へのヒント**

- 範囲診断が難しい症例は，マーキングをしておくことをお勧めする．その際にはSoft凝固でエフェクトは低めとし，粘膜筋板を傷つけない程度にすることが重要である．筋板を傷つけると，その後の局注で局注液がそこから流出し，良好な膨隆の妨げとなるからである．
- 歯状線付近は，太い血管が存在することが多く，いったん出血をきたしてしまうと止血に時間を要することも少なくない．また，出血や止血操作により粘膜下層の認識が困難となり，剥離が難しくなってしまうことも経験すると思う．直腸から肛門管に進展する病変に対するESDでは，いかに不用意な出血をきたさないで処置できるかが重要である．切開の深さの見きわめや視認された血管を確実に止血し剥離できるなどの技術が求められる．
- デバイスの出し入れの時間と手間を減らすために，極力剥離デバイスでの止血を行うようにしている．そのためには，血管では通常より長い時間通電し，デバイスをゆっくり進める，または太い血管ではデバイスを動かさず長い時間の通電をして，完全に血管が凝固されたらデバイスを動かして切除する，などデバイスのスピードコントロールが重要である．
- 肛門管は，内腔が狭くスコープも抜けやすいため，処置がしづらいことが多い．その際は，アタッチメントを通常よりもやや長めに装着することで，至適距離を保ちつつ処置を行うことが可能となる．
- 歯状線から肛門縁にかけては知覚神経が存在するため，切開・剥離の際に疼痛を訴えることが多い．その際は，1%リドカイン塩酸塩でヒアルロン酸ナトリウムを2倍に希釈したものを局注液として使用することで，疼痛を和らげるようにする．

3 中級 ESD

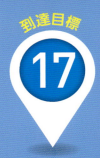

到達目標 **17**

中等度線維化

本書では，中等度線維化とは，局注はかろうじて入るが，白濁した粘膜下層が1視野の半分程度までかかっている状態とした．手技のポイントは，線維化の両側にきれいな青い層を出し，線維化部分を束にしてしまうこと．青い層と青い層を筋層のラインを考えながら切開していき，最終的に1視野がすべて青い層になるまで層を整えることである．

movie 23

movie 24

---

❶ 病変を見て瘢痕（線維化）があることを予想．少し遠めから切開

治療前情報で線維化を予想する．はっきりわからない場合は線維化があると思って処置を始めるほうがよい．重要なことは，フラップをつくることであるが，瘢痕のど真ん中から切開を開始しても潜れるようなフラップはつくれない．そのため，スコープの頭分がしっかり潜れる距離（およそ 1 cm 程度）離れた手前の場所，または線維化部の両サイド（線維化が明らかにない部分）から潜り込みをつくっていく．

⊗ Don't
潜り込みがつくれなくなるため，病変や瘢痕のすぐ近傍から切開を開始しないこと．

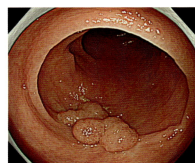

病変手前と奥側に瘢痕を認める

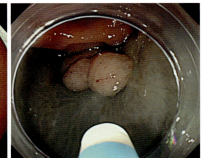

局注では non lifting となる

---

❷ 両サイドに青い層またはフリーな層を作成

瘢痕・線維化部を束に残すためには，両サイドをきれいな層にしておく必要がある．この症例では重力側（線維化の右側）から剥離を行い，フリーな層をつくりエッジを作成した．

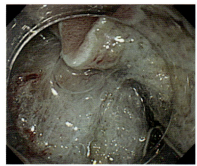

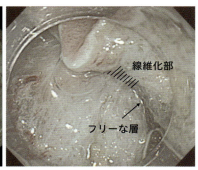

線維化の右側にフリーな層を作成

❸ 残ったサイドもしっかりときれいな層を出す

瘢痕・線維化部をなるべく狭い範囲にするほど，想定ラインがわかりやすくなるため，両サイドともにしっかりとした層を出す．そのために，周囲の切開・剥離を追加し，線維化部へつなげていくことが重要．

Comment
「両サイド剥離」と思っていると全体を見ることを忘れがちで，一方が窮屈になりやすい．一歩引いて，全体を俯瞰してみて，剥離すべき部分を考えていく．この全体を俯瞰する余裕が重要である．

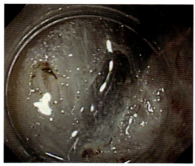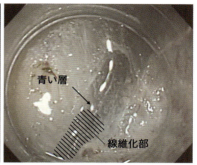

もう一方の側もしっかり青い層を出していく

❹ 線維化部を筋層に滑らせるように剥離

束になった線維化部は，2〜3切開ずつ丁寧に剥がしていく．デバイスを一度しっかり筋層に向けて差し込んだ後，筋層から離すようにもち上げ切開をしていくイメージ．筋層を恐れて浅くなると有効に展開していかないので，注意が必要．

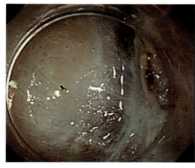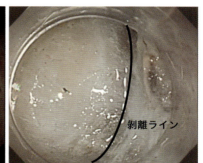

剥離ラインが想定しやすくなる

Column　禁断の扉②　止血鉗子のもう一つの使い方

　止血鉗子は，その名の通り止血用に作られた鉗子である．それは何も否定しない．ただ，世の中には，ハサミ型のデバイスもある．この二つ，何か形が似ている気がしないだろうか？（もちろん正確には全然違いますが，ここでは形だけの話である）

　これまでハサミ型デバイスは使用したことはないが，でも，もうそこだけ，ハサミでチョキンしたい，というような束になった焦げ付いた組織に出会うことがある．これは動画をみてもらうしかないが，見事にチョキン！である．痒い所に手が届くとはこのことなんだろう．しかも，止血鉗子なので，ESD中に使用しているようであれば余計な追加コストもかからない．

　コツは，その束の中に血管がありそうなら，止血鉗子で挟んで少し凝固止血した後に，その止血鉗子をそのままにして筋層から離して思い切って切開モードで1回 CUT！　そこで再出血してもすぐに止血鉗子で把持止血ができる．まずは1回ずつ．やや乱暴な処置にはなるが，「その焦げ付いた組織どうにかして」，というときに，この裏技，お試しあれ．

（千葉秀幸）

3 中級ESD

1 最初の局注は必要最小限に（Step 1）

Comment
最初の切開範囲をイメージして，その部位が膨隆したらすみやかに切開を始める．

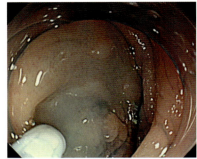
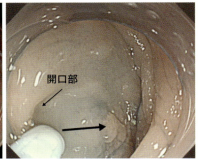

局注針をもち上げて膨隆を作成

---

2 最初は浅めに切開する（Step 2）

Comment
浅めの切開を行うと裏に脂肪組織が見えてくるため，そこを次にトリミングする．

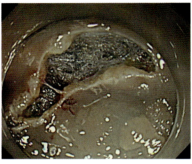
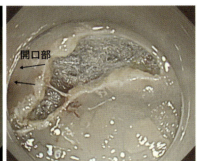

裏に黄色の脂肪層が見える．もう一段深い層へ入る必要がある

---

3 しっかり終点づくり（Step 3）

Comment
Step 3が一番難しい．粘膜下層をトリミングするとすぐ筋層が来るため慎重に．

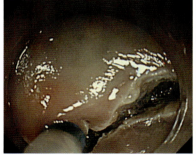
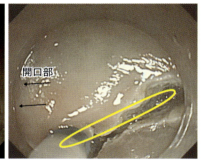

黄色枠の裏をトリミングするイメージ．なるべく筋層と垂直にならないように

---

4 手前から新しくフラップを作成する

Don't
ここで一気に周囲切開をしないこと．慌てずにフラップを丁寧に作成する．

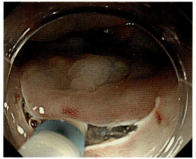
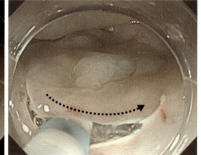

U字に切開し，長めのデバイスでフラップを作成していく

---

5 フラップ内に潜った後に重力側（左側）の切開を終点とつなげる．その後，再度フラップの下からエッジを処理する

Comment
辺縁のエッジを丁寧に処理する．そして切開モードでシャープに展開させる．

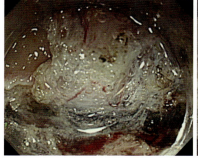
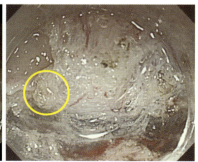

フラップを担ぐ形でエッジを処理する

❻ C字状にしっかり剥離された段階で残りの全周切開を行う．そして，残りの剥離を行い終了となる

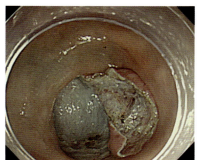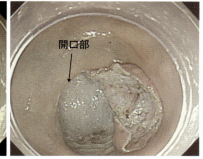

開口部

重力によるカウンタートラクションできれいに展開している

Comment
虫垂開口部がしっかり外されたことを確認し，全周切開とする．

治療結果

治療時間 30分
偶発症 なし
病理 28mm，SSA/P，断端陰性，治癒切除

● 虫垂側（病変断端）が，処置のしにくさや凝固によって不明瞭になりやすいため，切開モードでシャープに切れるかが重要なポイントとなる．

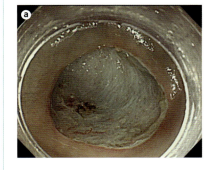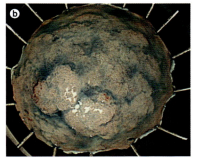

図4 治療結果

まとめ
- 大腸ESDを行ううえでの登竜門とも呼べる部位である．EMRでの切除が困難な部位だけにESDの意義は大きい．
- 終点づくりが成功の鍵になる一方，穿孔リスクが高い部位であるため，層のイメージがどこまでできるかが重要となる．
- 終点をつくった後も，落ち着いて手前にフラップを作成できるかどうかがポイント．フラップを担ぐ形で剥離を続けていく．一方，虫垂側へ剥離を続ける際に徐々に筋層がせり上がってくるイメージをもつようにすれば，デバイスを切り離す方向が見えてくる．
- 多くが重力やフードによるカウンタートラクションで完結するが，糸付きクリップなどのトラクションデバイスも有効な部位であると思われる．

上達へのヒント
- 特に終点（開口部付近）は徐々に切開をし，その都度トリミングを丁寧に行っていく．ほぼ筋層と垂直になっているため，このトリミングの深度が難しい．
- 経験の浅いうちはどうしてもトリミングが浅めになってしまい，手前から入り込んでようやく虫垂側へ到達しても，そこがべたついていて展開しづらくなることを経験する．
- まずは，他の部位の病変でもトリミングへの意識を高めていくことで，トリミングレベルの高いこの部位をクリアできると思われる．

3 中級ESD

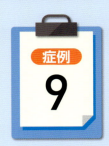

症例 9　回盲弁にかかる病変

回盲弁にかかる病変のポイントは，小腸側から大腸側へ病変を引き込むこと．回腸末端側へ進展がある場合は，小腸側の処理を最優先する．回盲弁は粘膜下層内に脂肪が多く，凝固剥離するたびに脂肪が飛び散り，画面が曇りやすいため，その対処法もマスターしたい．

 movie 27

 movie 28

特徴

Ⅰ スコープ操作 ▶
①治療前精査で，回腸末端側がしっかり視認できるかどうか，スコープの取り回し，フードの長さを確認し，治療時のイメージをつくる．特に丈の低いⅡa病変では小腸粘膜との境目がわかりづらいこともあり，範囲診断には注意を要する．
②回盲弁の奥側（盲腸側）に進展している場合もあり，術前に病変の全貌が捉えられることを確認する．その際には盲腸深部での反転操作が有効なことが多いため，病変によっては反転しやすい上部（細径）スコープの使用も選択肢に入れる．

Ⅱ 部位 ▶
①回盲弁は粘膜下層内に脂肪が多く，凝固で剥離するたびに脂肪が飛び散り，画面が曇りやすい．小腸側は粘膜下層も比較的薄いため，安易な切開や凝固には注意が必要．
②回盲弁近傍は少し筋張った線維が多く，筋層との区別が付けづらいことがある．筋層のラインは一度引いて確認することが重要．また，太目の血管も少なくない．
③回盲弁そのものがブラブラしており，固定が悪い．スコープを不用意に動かすと視野が不安定になるため，左右アングルでの剥離やスコープを固定した発射台固定切りを適宜利用する．

治療戦略

- とにかく小腸側を処理．局注は正常小腸粘膜より行い，口側に向かってできる限り切開トリミングを行って，病変をできる限り大腸側へ移動させるようにする．小腸側を切開後は，病変を完全に担ぎ上げる形になるまで剥離を．
- 小腸側の剥離が終わり大腸側へブラブラになった状態で，周囲切開を追加する．原則的には逆C字切開となる．盲腸底部側（終点）のトリミングもしっかりと．
- 全周切開ができれば再度病変を担ぎ上げて，重力側のエッジから逆のエッジを一定の層で剥離を続けていけば終了となる．

- 小腸粘膜は脆く，ギリギリで切開を開始していくと治療中のアーチファクトで病変の断端がわかりづらくなる．病変を大腸側へ引き込んでいく目的も鑑みて，最初の局注は病変より少し離れた部位に打つこともポイントとなる．次いで，切開は凝固モードではなく切開モードでシャープに行う．トリミングも念入りに行う．
- この部位のポイントは「いかに病変を小腸側から担ぎ上げることができるか」である．そのため，まずは小腸側を切開・剥離，その後は手前側（向かって右側）の切開・剥離をこまめに追加していく．大腸側から回盲弁を処理する場合には，段差があることに気が付かず，浅くなりがちである．ダウンヒル（下り坂）になっていることを考慮し，しっかり粘膜下層を押さえ込みながらの剥離が必要となる〔症例⑪「50mm以上（亜全周性病変以下）の病変」図5（☞109頁）を参照〕．周囲切開は逆C字から全周切開へ向かっていく．小腸側がブラブラになったら全周切開へ向かっていく．この際，盲腸底部側の終点トリミングも忘れずに．

- 全周切開後は，再度担ぎ上げる形となり，右のエッジから左のエッジまで剥離を続けていけば終了となる（図1）．

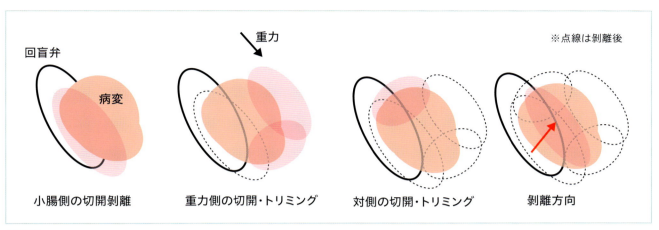

図1　全体のストラテジー

治療の実際

症例　回盲弁，70mm，0-IIa
使用スコープ　PCF-Q260JI
使用デバイス　DualKnife

- 80歳代，女性．回盲弁にかかる病変である（図2）．
- 治療前（別日）に病変の口側（小腸側）を追えるかどうかを確認する．スコープは回腸末端でもある程度は自由に動ける必要があるのでそれを術前に確認し，厳しいようならオーバーチューブなどの併用も考慮する．
- 本症例では，PCF-Q260JIで十分に動くことが確認されたため，同スコープを使用した．デバイスは，DualKnife 1.5mmを使用した．

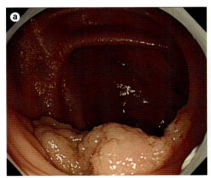
70mm大の回盲弁を覆った白色調の平坦隆起性病変を認める

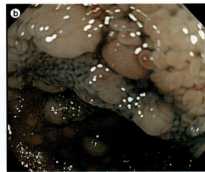
小腸側．病変が小腸側へ進展していることを確認し，病変の口側を確認する

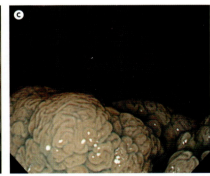
インジゴカルミン散布像：III_L～IV型pitが主体であった．明らかなSM浸潤を疑う所見は認めなかった

図2　病変

1 最初の局注は正常小腸粘膜口側に

Comment
局注を病変よりも奥に入れることで病変が手前側へ膨隆してくる．

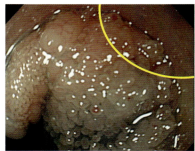
病変（黄色ライン）よりも奥に

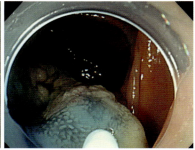
膨隆し始めたら局注針をもち上げて大腸側へ

2 病変を担ぎ上げるまで十分に切開トリミングを行う（小腸側にU字切開を置くイメージ）

❌ Don't
小腸側にフラップができる前に，周囲の切開をしないように！

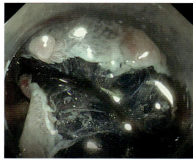
口側トリミングを十分に

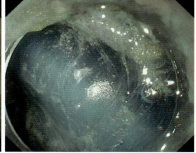
徐々に担ぎ上げている状態

3 重力側の切開・剝離を追加する

Comment
回盲弁の弁自体は非常に脂肪が多いため，視野が曇りやすい．剝離ラインも読みづらくなるが，周囲の層と合わせることを忘れないように．

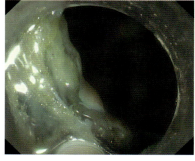

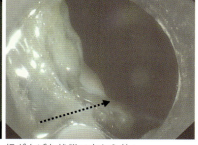
担ぎ上げた状態で内から外へ

4 周囲切開を追加し全周切開まで

Comment
全周切開を置く場合には小腸側はブラブラになっていることが条件．終点をしっかりトリミングをすること．

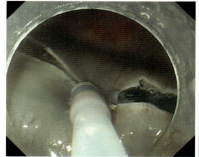

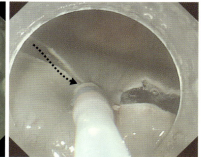
終点トリミングも十分に

5 残った病変の下に潜り，剝離を続ける

Comment
ブラブラになった状態でスコープを動かして切開しようとすると粘膜下層が捉えづらいため，スコープを固定した発射台固定切りも有効である．

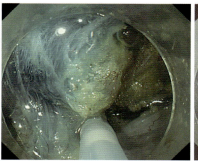

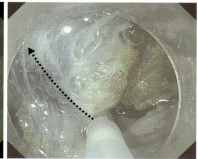
フードでトラクションをかけつつ発射台固定切りを行う

治療結果

- 治療時間 80分
- 偶発症 なし
- 病理 70mm，粘膜内癌，断端陰性，治癒切除

- 小腸粘膜は脆い．そこを過度な凝固で辺縁を焼いてしまうと病変断端が不明瞭になりやすい．またダウンヒルになっていることに気が付かないと，病変を裏側から切り込んでしまうため注意が必要．

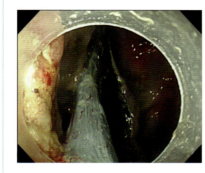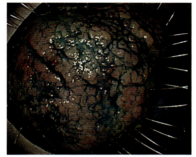

図3 治療結果

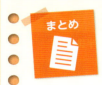

まとめ

- 回盲弁にかかる病変は，病変自体も経験することも多くないため，シミュレーションが重要となる．
- 術前に，病変範囲（小腸側や回盲弁の裏への伸展など）を全周で同定できることが大前提である．
- 小腸側から大腸側へ引き込めるかどうかが鍵となる．特に安易な周囲切開や不十分なトリミングを行わないように気を付ける．
- 小腸側の切開はできるが剥離が難しい場合には，トラクションデバイスも有効だと思われる．
- 小腸側のフラップがしっかりできてしまえば，後は通常通りの盲腸病変と変わらないと思われる．

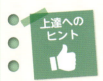

上達へのヒント

- この部位の課題として，以下の3点を挙げたい．

①小腸を切る（小腸フラップ）：対応は上記の通り

②回盲弁は脂肪が多く曇りやすい
  - 脂肪を凝固モードで扱うと脂肪が飛び散りレンズが曇りやすい．
  - 対処として少し距離をとりながら凝固モード，あえて切開モード，レンズをクリアにする道具を併用する．
  - 当施設ではレンズの曇り止めとして，クリアッシュ（富士フィルム，ナガセ医薬品社）を使用している[1]．それでも曇る場合，深部大腸では簡単にスコープ抜去することも難しいため，ディスポーザブルレンズクリーニングブラシとしてMIGAKY-N（カネカメディックス社）を適宜使用している．

③狭窄リスク
  - 広範囲の切除となっても回盲弁はむしろ開大することが多く，問題がないことがほとんどである．
  - 当施設での全周切除例では，内視鏡での慎重な経過観察を行ったが軽度狭窄のみで臨床的には問題にならなかった（図4）．
  - しかし，現時点では狭窄リスクは不明であり[2]，慎重なフォローアップが必要である．

行っていく．すると，剥離途中で筋張ってくる線維が同定でき，そこが生検部位であることが多い．その筋張った線維が，線維化なのか筋層なのかを判断することができないと筋層を間違えて切開したり，病変側へ切り込んでしまったりと，不適切なラインで剥離することとなるため，生検を行ったかどうかの情報は治療の段階でしっかり知っている必要がある（理解のできない線維化を減らすことが重要）．

治療の実際

- **症例** S状結腸，30mm，0-IIa（LST-NG-PD）
- **使用スコープ** GIF-Q260J
- **使用デバイス** DualKnife

- 60歳代，女性．S状結腸の約半周性の病変で，前医で病変辺縁から生検をされている（図2）．
- S状結腸であったため，GIF-Q260Jを使用した．生検近傍は線維化が予想され，シャープな展開が可能なDualKnife 1.5mmを使用した．

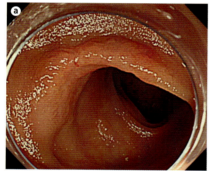 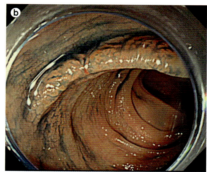 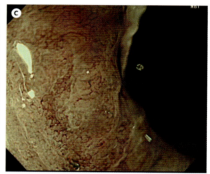

a：30mm大の浅い陥凹を伴ったLST-NG-PDを認める．病変の辺縁に赤さの目立つ生検後の再生上皮が確認できる

b：インジゴカルミン散布像（非拡大）．インジゴカルミンで生検後の再生上皮がより明らかとなる

c：NBI（弱拡大）．不整なsurface patternと，走行や形状不均一なvessel patternを認める（JNET分類 Type 2B）

図2 病変

1 生検部位を確認し，その部位を外す形でフラップを作成する

Comment
liftingが十分に上がっている部位が目安．そこにしっかりフラップを作成．

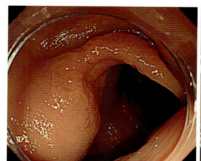 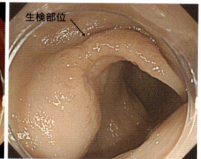

生検部位の左側からフラップ作成開始

2 生検部の左側（重力側）にフラップを作成する

Don't
ここでフラップをしっかりつくらずに切開だけで進めてしまうと，瘢痕部に潜り込めない！

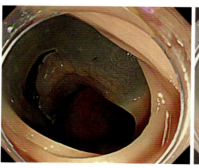 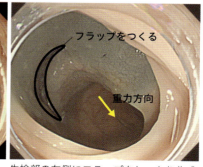

生検部の左側にフラップをしっかり作成

③ 逆側にも同様にフラップを作成し，生検部周辺に2つのフラップを作成する

Comment
フラップ作成時に筋層の直上をしっかり剥離しておくと，生検瘢痕部を剥離する際の正確なラインがわかりやすい．

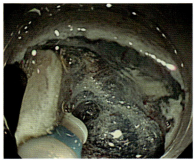
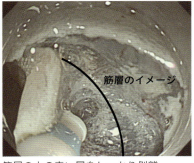

筋層の上の青い層をしっかり剥離

④ 線維化部分を露出させ，青い層と青い層をつなげる

Comment
切開モードでシャープに切り裂く．筋層が直行しているため，粘膜下層を立たせるようなテンションで剥離する．

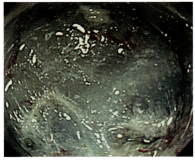
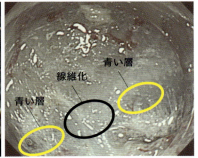

線維化層を青い層で挟み込む

⑤ 切開＋トリミングをしつつ全周切開を終える

Comment
切開を終えた後，病変がやや右側へシフト，つまり重力がやや右へ向いていることがわかる（剥離はこちらからと決まる）．

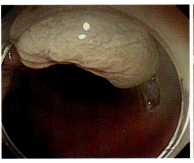
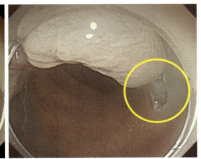

全周切開＋トリミングで黄色枠内が外れているのがわかる

⑥ 重力側から，筋層の上を滑らせるように青い層をQC methodで剥離する

Comment
逆さ切りになると，病変に切り込みやすくなるためラインを正確に．

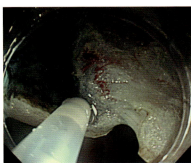
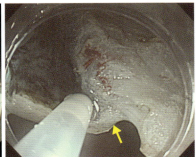

しっかりエッジを捉え，筋層をイメージしつつ切開する

治療結果

- 治療時間　40分
- 偶発症　なし
- 病理　30mm，Tis，tub1，ly0，v0，断端陰性，治癒切除

● 線維化の領域はどうしても剥離が浅くなり標本が薄くなりがちである．検体に穴が開いてしまうとせっかくの治療も台無しになるため，筋層の上でしっかり切離できる技術が必要である．こういう部位こそ，切開モードでのシャープな剥離が望ましい．

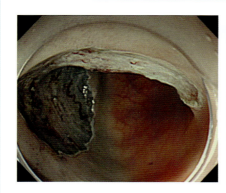
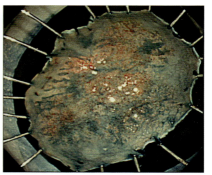

図3　治療結果

- 生検は，平坦型や陥凹型病変では線維化の原因になりやすい印象である（そもそもLST-NGでは，病変そのものが線維化を伴うこともあるが）．特にその部位に注目することで，ストラテジーのポイントとすることができる．
- 予期しない白濁した粘膜下層は，線維化と筋層との区別が難しいことがある．生検部位だとわかれば，それが線維化であると予想ができるようになる．
- そのため，術前に生検の有無，個数，生検部位について可能な限り情報を得ておくことが重要である．

- 線維化病変に共通していえることではあるが，線維化部分と真っ向勝負は，エキスパートであっても難しい．周囲の粘膜下層をきれいに展開させ，線維化部分をつないでいく．これが基本かつ最重要ストラテジーである．
- 生検での瘢痕はそれほど厚みがないことが多いため，丁寧に目の前の白濁した線維化を外していけば間もなく青い粘膜下層が見えてくる．それまでは我慢タイムだといい聞かせ，処置を行うことが肝要である．

❸ 中級ESD

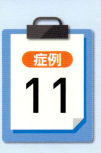

症例 11　50mm以上（亜全周性病変以下）の病変

サイズの大きな病変では病変そのものが重いため重力が利きやすく，効率的かつスピーディーな剝離が可能である．重力を利用した"粘膜トラクション"を活用したい．ストラテジーとして，あえて切開せずに残す部分を考えながら切開・剝離を進めることも重要．

 movie 31
 movie 32

特徴

Ⅰ スコープ操作 ▶ ①サイズの大きい病変は，病変の辺縁をグルッと一度スコープで追ってみることでスコープの動きやすい場所，動きにくい場所，重力方向，などが想定できる．これには空気量や体位も関係する．
②追えない場所があるのなら，切開さえ難しい場所と判断できる．

Ⅱ 部位 ▶ ①病変としての難易度（線維化部分や結節部分など）を優先するか，部位としての難易度（アプローチできない）を優先するかの判断が重要．
②線維化などの病変難易度の高い部分は，その部分を攻めるまでに十分なフラップや剝離ができていないと太刀打ちできない．大腸ESDの大原則である「十分なフラップをつくるためにはどこから攻めるか」を考えることが，その答えになることが多い．

治療戦略

- 重力方向は？　体位変換は有効か？
- "粘膜トラクション"はどこにつくるのか（C字切開？）．
- 順番は，"ULC"（U字→L字→C字）のイメージ．重力側を残さずに，終点づくりもしっかりと．
- トラクション粘膜は，最終段階で叩き落すような剝離ができる．

- サイズの大きな病変では病変そのものが重いため重力が効きやすく，効率的かつスピーディーな剝離が可能である．逆に手順を間違えると病変の重さにより粘膜下層のテンションがかけづらくなり有効な剝離が難しくなる〔3/4周性以上のさらに大きな病変については到達目標⑲「亜全周性（3/4周性以上）の病変」（☞114頁）を参照〕．
- 粘膜トラクションの1つの形がC字切開といえる．要は重力の反対側に粘膜・粘膜筋板を残しておく．C字でも逆C字でもどちらでもよい．粘膜トラクションは"どこにつくるのか"が重要である．
- イメージ的にはU字→L字→C字（図1）．最終的に剝離された重力側が引っ張り上げられペロンとめくられた状態になる（図2）．
- 残った粘膜をつなげて全周切開．これができれば残りは上から叩き落とすような形で剝離ができる．

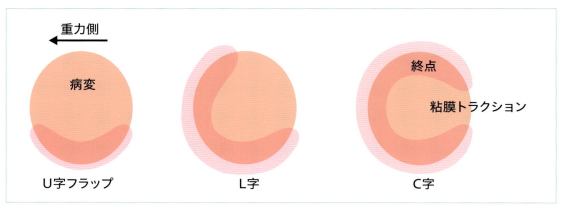

図1 粘膜トラクションをどこにつくるか

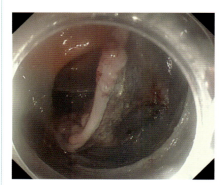 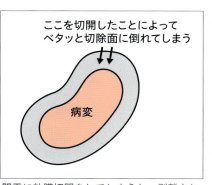

あえて残した粘膜によって剥離された病変がトラクションをかけられている状態

闇雲に粘膜切開をしてしまうと，剥離された部分が腸管壁にくっついてしまって重力トラクションが利かなくなってしまう

図2 病変がめくられた状態になる

治療の実際

症例 Rab, 60mm, 0-IIa（LST-G-Mix）
使用スコープ GIF-Q260J
使用デバイス DualKnife

- 70歳代，女性．全周性直腸腫瘍（Rab）の約半周性の病変（図3）であり，下部スコープではスコープ長が長く，取り回しも考慮しGIF-Q260Jを使用した．
- デバイスはDualKnife 1.5mmを使用したが，巨大病変では主に術時間短縮目的として，ITknife nanoを含めたブレード系デバイスの併用も選択肢である．

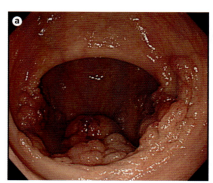 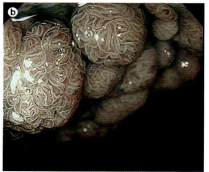 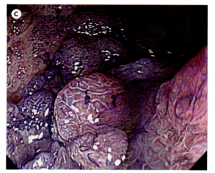

a. 60mm大の，約半周性のLST-G-Mixを認める．不整な硬さや明らかな緊満感は認めない

b. NBI（弱拡大）．一部surface patternに乱れを認めるが，明らかな無構造領域や不整なvessel patternは認めない（JNET分類 Type 2B）

c. クリスタルバイオレット染色（弱拡大）．やや走行が乱れた管状pitを認める（V_I軽度）

図3 病変

1 U字フラップを作成する

肛門側に十分なフラップを作成する．

> **Comment**
> 最初のフラップ形成では，L字切開ではなくU字切開（縦切開を入れる）が重要．

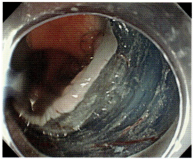
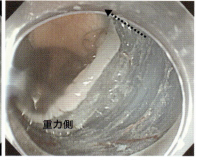

重力側

縦の切開を入れることで十分なフラップとなる（U字切開）

2 L字切開を追加する（重力側）

> **Comment**
> サイズが大きい病変は襞を跨ぐことも多いため，切開時に山を乗り越える形になり注意が必要．

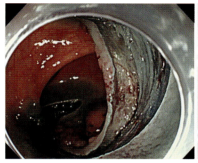
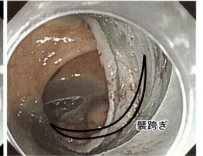

襞跨ぎ

重力側に切開＋剥離を追加（L字）

3 C字切開（終点つなぎ）

終点のトリミングをしっかり行う．

> **Comment**
> 重力側の粘膜下層のトリミング・剥離をしつつ，C字切開へつなげる．

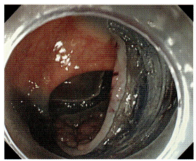
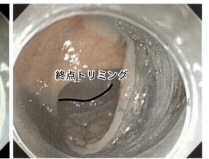

終点トリミング

終点をつなげることでC字切開が完了

4 体位変換を利用し，重力側の剥離を確実に行う

> **Comment**
> 本症例は右側臥位にすることで倒れ込んでいた粘膜を立たせることができた．

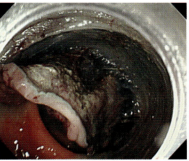
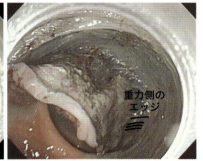

重力側のエッジ

体位変換で有効にエッジが取れた

5 C字切開の粘膜下層までしっかり剥離できたら全周切開し最終段階へ

> **Comment**
> 全周切開を我慢してここまで剥離することが重要．

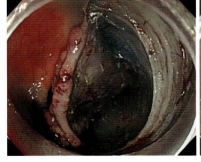
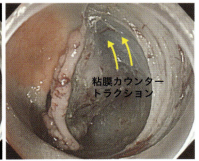

粘膜カウンタートラクション

トラクションが非常に利いていることがわかる

❸ 中級ESD｜症例11　50mm以上（亜全周性病変以下）の病変

6 重力対側から叩き落すような剥離で終了

> **Comment**
> 右へ落とすときには筋層のラインに注意．

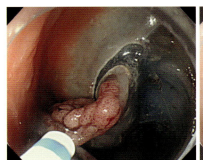
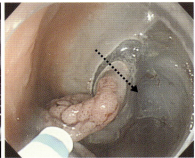

上から下へ容易に剥離ができる

治療結果

- 治療時間 40分
- 偶発症 なし
- 病理 30mm, Tis, tub1, ly0, v0, 断端陰性, 治癒切除

- サイズの大きな病変の回収には一段と注意が必要．せっかく一括で切除しても回収時に分割になっては元も子もない．
- 50mmを超えるサイズを切除予定としている場合には，回収方法の工夫が必要である．肛門部の力を抜くために，左側臥位でしっかり膝を抱えてもらうこと，場合によっては，患者のいきみも利用する
- 確実に一括で行うために使用器具にも注意を払う．例：肛門鏡，大きめのサイズのネット〔例：Netis 40×25mm（アビス社）〕，オーバーチューブ．
- 余談だが，器用な術者であれば人差し指と中指の2本で回収することも可能かもしれない．

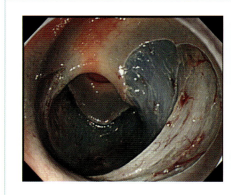
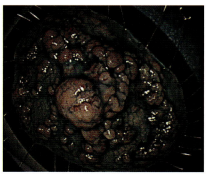

図4 治療結果

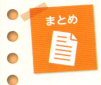

まとめ

- 治療上の注意点は，剥離が続いていくと病変がベタッと重力側に倒れやすいこと，襞を跨ぐため筋層が直面視しやすいこと，SM癌のリスク（同部は線維化を伴っていることも少なくない），回収，が挙げられる．
- "手前からULC切開"という手順が基本ではあるが，遠位側が難しければ最初に終点をつくる，または反転でアプローチするなどの工夫が必要である．
- 大きすぎると，剥離された部分が重力側の壁にくっついてしまい重力が利かなくなる．そのため，3/4周程度以上となればトンネル法を検討する〔到達目標⑲「亜全周性（3/4周性以上）の病変」（☞114頁）を参照〕．
- ただサイズが大きいというだけで，基本的な技術が重要であることには変わりない．特に重力側のエッジをいかにきれいに剥がしていけるかがきわめて重要であることを覚えておく．

上達へのヒント

- サイズが大きいと，全体が見ることができずについ目の前の大量の粘膜下層を闇雲に剥がしがちになる．一歩引いて全体を見て，"張っている＝展開の邪魔をしている"粘膜下層の束を剥離すると，効率的に展開するようになる．
- 襞を跨ぐ病変では，跨いだ後に剥離すべき層は目の前ではなく下方向である〔ダウンヒル（下り坂）〕．目の前を剥離すると浅くなり，展開が悪くなるとともに出血し，最終的には病変へ切り込んでしまう（図5）．
- 下方向のほうがより青い層になっていることに気が付けば，勇気をもって下方向へ剥離を進めることができる．

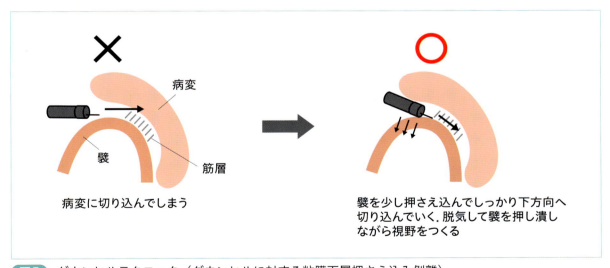

図5 ダウンヒルテクニック（ダウンヒルに対する粘膜下層押さえ込み剥離）

4 上級ESD

到達目標 18 高度線維化

本書では高度線維化とは，視野の半分以上が白濁した硬い組織となり，局注がほぼ入らない状態とした．サイズの大きい隆起性病変に対して，通常のアプローチで施行した例とダブルトンネル法を用いて施行した例を提示した．その違いを理解してコツをつかんでいただきたい．

高度線維化は，治療後再発や途中中断例，術後吻合部例，サイズの大きめな襞を跨ぐ隆起性病変において認めることが多い．特殊な病変として，虫垂開口部内や憩室内病変にも同様の線維化が出現することがある．我々は，このような高度線維化例における手技のコツとして，"ダブルトンネル法"を提唱している[1]（図1，図2）．

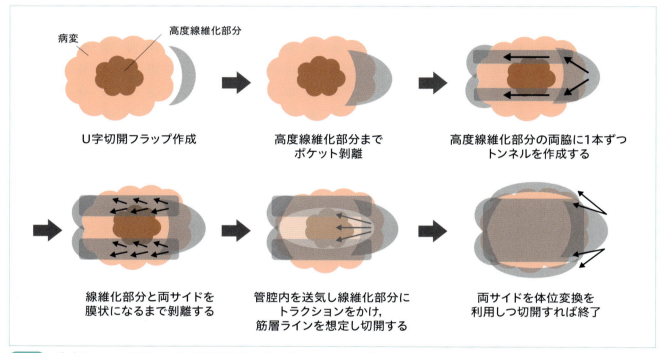

図1 ダブルトンネル法による高度線維化症例に対するESDの流れ

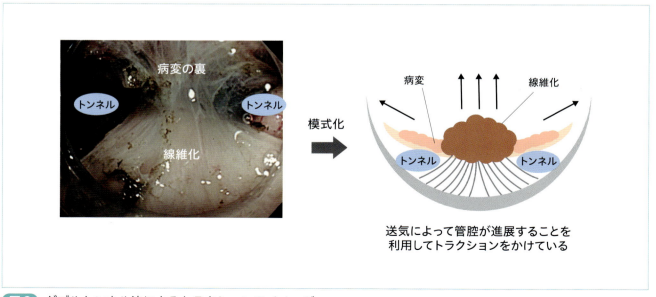

図2 ダブルトンネル法によるトラクションのイメージ

1 通常のアプローチ

- 下部直腸（Rb），50mm，0-Ⅰs の病変（図3）に対して，通常のアプローチで ESD を行った（図4）．

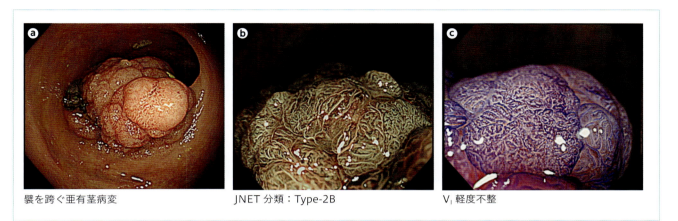

図3 病変

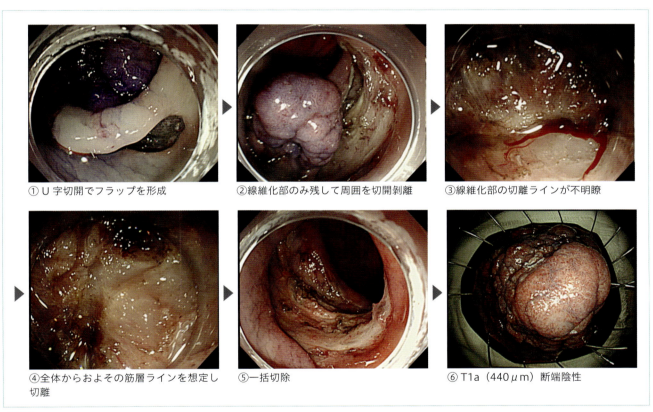

図4 治療の様子

- 従来までのストラテジーは，瘢痕部や高度線維化部のみを露出し，その部位を"ある意味，気合い"で剝離できるように周囲粘膜を含めてすべて切開剝離を行うことが大前提であった．
- しかし，このストラテジーでは線維化部が潰れてしまい筋層ラインが読みづらいため，スコープを引くなどして全体からおおよそのラインを想定し，"下（筋層ギリギリ）へ下へ"の意識で剝離をしていた．

2 ダブルトンネル法

● 直腸肛門領域における 60mm, 0-Ⅰs の病変（図 5）に対して，ダブルトンネル法で ESD を行った．

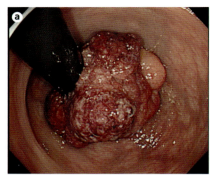
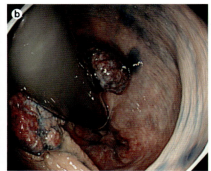
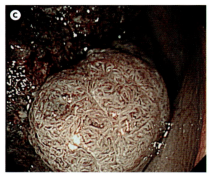

a 白色光（反転）．肛門領域に発赤調の 60mm 大の形状歪な隆起性病変を認める

b インジゴカルミン散布．肛門領域を約半周性に取り囲んでいる

c NBI 拡大．明らかな無構造領域などなく，JNET 分類 2B とした

図 5 病変

① 高度線維化を予想できるかどうか

高度線維化は冒頭で挙げた症例でよく観察されるため，本症例のような隆起性病変でも高度線維化・筋層牽引所見が出てくることを想定してダブルトンネル法を利用したストラテジーで開始する．ただ，どこで露呈してくるかはわからないため，原則はしっかり手前からトンネルを作成していき，線維化が露呈した段階で線維化の両脇へトンネルを分けていくイメージである．

Comment
高度な線維化があるかわかりづらい症例もあるが，その場合はあるものとしてストラテジーを立てたほうがよい．

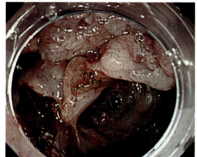
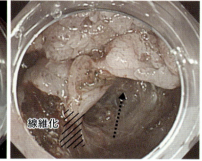

順方向（肛門側）から第1トンネルを作成

② 高度線維化部の両脇にトンネルを作成する

トンネル内はなるべく広く，つまり，線維化部分は膜状になるまで可能な範囲で幅を狭くする．これにより，最終的な線維化切離の際，送気後に線維化部分がさらにそり立ち，切離ラインが明瞭となる．

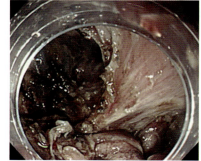
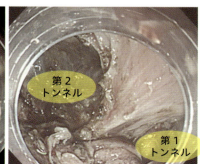

❸ 線維化部分の切離は"下へ下へ"の意識で

最後に残った線維化部分の切離には勇気が要るが，筋層ラインをイメージし筋層直上を横断させて剝離させる．良いラインに入ると，ググッと展開してくるのがわかる．

❌ Don't
病変の裏へ切り込んでいかないように，ゆっくりと剝離していく．ただ，こういった線維化内部には太い血管があることも多いため，凝固剝離も併用したほうがよい．

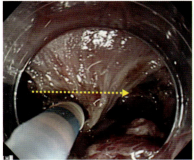
切離ラインがわかりやすい

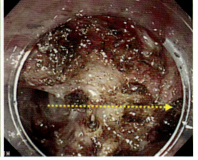
高度な線維化はあるが突破できる

引用文献

1) Chiba H, Ohata K, Takita M et al. Double-tunnel method for treatment of colorectal lesions with severe fibrosis with endoscopic submucosal dissection. Endoscopy 2018; 50: E168-E169.

4 上級 ESD

到達目標 19 亜全周性（3/4周性以上）の病変

3/4 周性以上に拡がる病変の場合，剥離された部分が大きすぎると剥離された部分が対側の壁に接してしまって重力を使えない場合も多い〔症例⑪ 図 1（☞ 106 頁）参照〕．全周なら 4 本，3/4 周程度なら 1 〜 2 本のトンネルをまず作成し，その幅を徐々に拡げ，最後に膜状に残ったトンネルの壁を開いて病変を外していくイメージである．

亜全周性の病変へのアプローチを図 1 に示す．

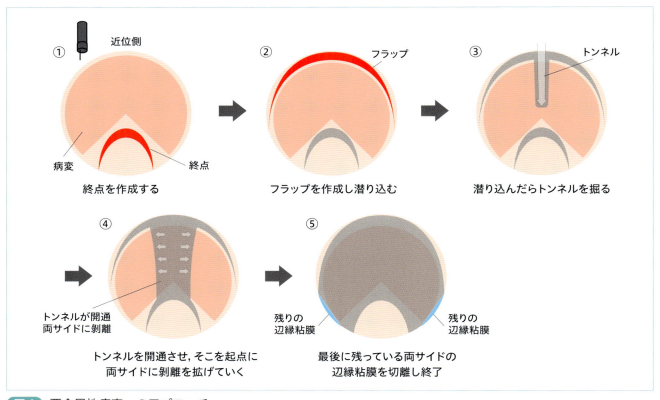

図 1 亜全周性病変へのアプローチ

治療の実際

- 上部直腸（Ra）〜直腸 S 状部（Rs）にかけての巨大な亜全周性の LST-G（M）（図 2）を例にアプローチを解説する．

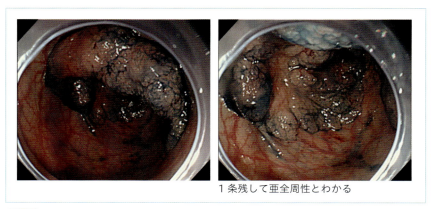

1 条残して亜全周性とわかる

図 2 病変

❶ 終点を作成する

トンネルのエントリー部分の対側となるおおよその部分に終点を決め，その部分の粘膜切開（病変口側）をトリミングも含めてしっかり行う．終点がわかりやすい病変であれば，先にエントリー（フラップ形成からのトンネル作成）をつくった後に，終点を作成してもよい．

> **Comment**
> 反転での操作も可能であれば，終点のより十分なトリミングの追加が可能．

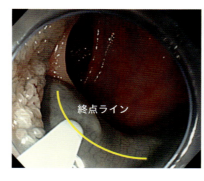
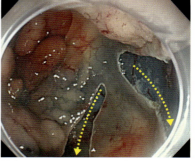

終点切開しつつトリミングを行う

❷ 地道にトンネルを掘る

病変肛門側の粘膜切開部より潜り込み，フラップを作成する．そこから終点に向かってトンネルを掘っていく．

> **Comment**
> トンネル作成中は，ITknife nano の先端チップを竹槍のように前方の粘膜下層へ突いて両サイドへ抜けていくような剝離もスピーディーで有効である．サイズの大きな病変では襞を乗り越えることも多いため，そのときにはダウンヒル（下り坂）方向でしっかり筋層のラインをとれるように注意する．

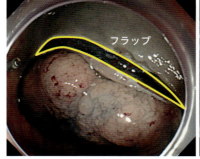
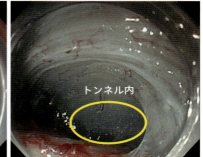

▶ ITknife nanoを使ったトンネル作成〔症例⑬「筋層牽引を伴うLarge Ⅰs病変」（☞124頁）〕

❸ トンネルが貫通したら，そこを起点に剝離を拡げる

トンネルを掘り続け，口側から肛門側に貫通させる（黄矢印）．そのトンネルを起点に，左右に剝離を拡げていく．

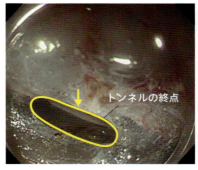
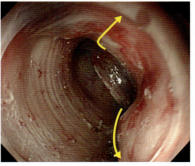

横へトンネルを拡げていく

4 大きなトンネルを作成後，残った両サイドの辺縁を切開・剝離する

トンネル開通後は，病変両サイドの辺縁粘膜（黄矢印）だけ残すようにトンネルを拡げ，その残した粘膜（黄点線）を最後に切離すれば終了である．

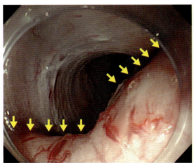 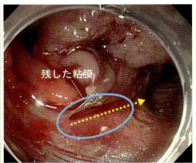

トンネルを拡げる

5 切除終了

直腸の粘膜を一筋残して，病変が一括切除できた．病理診断は M 癌で，治癒切除であった．

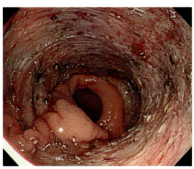 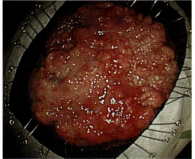

切除直後 　　　　　　　　　　　　切除標本

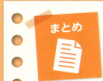

- ▶ 亜全周病変のような大型の病変は，半周未満の病変と異なり，重力を体位変換で容易にコントロールできないことが多い．シェーマのように，病変の厚みや剝離された部分が大きすぎるためである．

- ▶ ESDは剝離したい粘膜にいかにテンションをかけた状態を維持するかが常に肝であり，そのために重力を効果的に使用する．普通に剝離しては重力が使えなくなるので，あえて膜状に病変を部分的に壁に付けたままにして，吊るすイメージで重力をうまく使用するのである．

- ▶ トンネルそのものも，スコープ自体が押し拡げることで粘膜下層にトラクションがかかりやすくなる．しかし，トンネルがスコープ径よりあまりに大きすぎるとトラクションがかからなくなってくるので，その場合は2本目のトンネルを考慮するわけである．

- ▶ 治療前にざっくりとしたトンネルの本数のイメージをもって開始することがコツである．本症例では2本のトンネルのイメージで開始したが，重力をトラクションとして粘膜下層をピンと張ることができたので，1本のトンネルを拡げて対処した．

4 上級 ESD

到達目標 20 あきらめる瞬間を知る

解剖学的に全周で確認できない病変は，術前より ESD の適応外である．術中病変に切り込んでしまうことが明らかであるような病変（SM 高度浸潤も含む）や，適切な剥離ラインを想定することができず，合併症リスクが上回るような病変がある．そのような場合は勇気ある撤退を．

"あきらめる症例" とは

①病変としては適応内だが，ESD として適応外の症例
- 病変が技術的ではなく解剖学的に全周で確認できない病変．具体的には虫垂開口部に進展し，腫瘍の開口部側辺縁が確認できない病変（図1a）など．直腸以外での全周性病変については，メリットより術後狭窄のデメリットが上回る可能性が高く，十分なインフォームドコンセントが必要となる．

②術中に適応外と判断する症例
- 高度線維化・筋層牽引所見は，ガイドライン病変を強く疑えば技術的に切除することは可能となってきた．しかし，明らかな SM 癌による高度線維化の場合（図1b）には追加手術の可能性がきわめて高いため，術中に中止をする勇気が必要．

虫垂開口部　　　　　Large Ⅰs

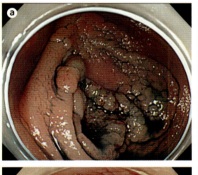
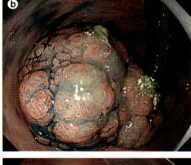
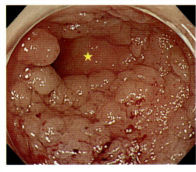
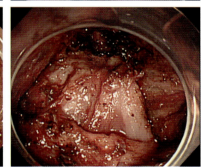

a：虫垂開口部（星印）の中に進展して，腫瘍の辺縁が確認できない病変
b：SM 癌による高度線維化が予想された Large Ⅰs

図1　あきらめる症例

治療の実際

- 60 歳代，男性．上部直腸（Ra）に 90mm，Ⅰs の病変があり，無理をせず途中撤退した症例．
- 術前内視鏡では，図2 のように巨大な隆起性病変を認めた．
- スコープは GIF-Q260J，デバイスは DualKnife を使用した．
- 治療中の内視鏡像を図3 に示す．

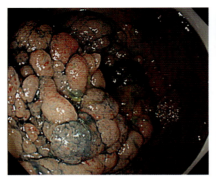 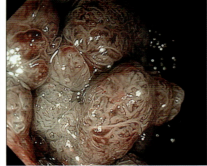 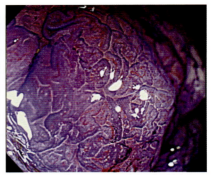

通常・色素観察．直腸 Ra〜直腸 S 状部（Rs）に管腔を埋め尽くす巨大な隆起性病変を認める．不整な硬さや明らかな緊満感は認めない．粘液の付着が多く，絨毛様の表面構造である

NBI（弱拡大）．一部 surface pattern と vessel pattern に乱れを認めるが，明らかな無構造領域は認めない（JNET 分類：Type 2B）

クリスタルバイオレット染色（弱拡大）．やや走行が乱れた管状 pit を認める（V_I 軽度）

図2 術前内視鏡

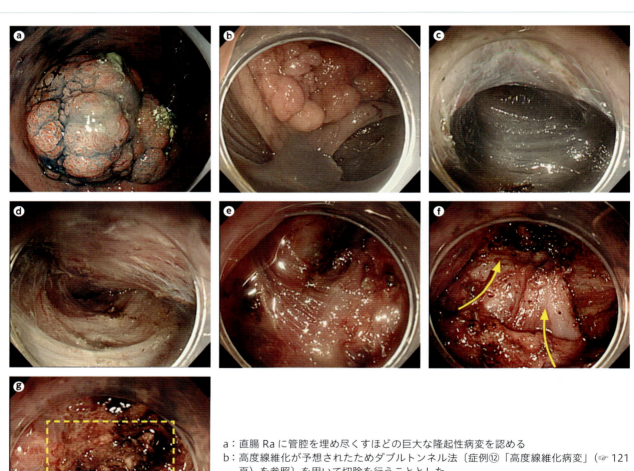

a：直腸 Ra に管腔を埋め尽くすほどの巨大な隆起性病変を認める
b：高度線維化が予想されたためダブルトンネル法〔症例⑫「高度線維化病変」（☞121頁）を参照〕を用いて切除を行うこととした
c, d：粘膜下層に 2 本のトンネルを掘っていき貫通させた
e：トンネル同士をつなぐように 2 本のトンネルの中心にある粘膜下層を剥がしていく
f：中心部で，やや黄色調の高度線維化・筋層牽引所見（黄矢印）を認めた
g：粘膜下層と筋層との間の剥離ラインを想定できなかった（黄破線部）ため剥離困難，途中中断とした

図3 治療中の内視鏡像

治療結果

- **治療時間** 途中中断
- **偶発症** なし
- **病理（直腸低位前方切除検体）** pT2（depth MP），Type 1，85×75mm，papillary adenocarcinoma（pap > tub1），ly0，v0，PN0，PM0，DM0，N（0/27）

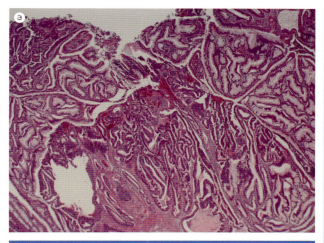
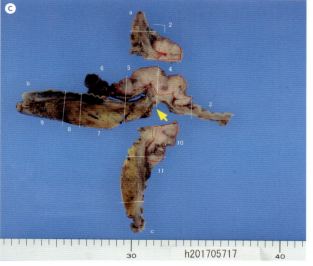
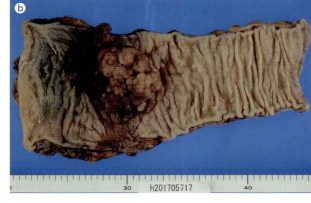

図4 治療結果

- 外科切除検体での病理所見は，表面は粘液の多い乳頭状・絨毛状構造を呈した乳頭腺癌を主体とし，さらに比較的整った高分化型管状腺癌も混在した病変であった（図4a）．術前内視鏡（図2）でSM高度浸潤を強く疑う所見を認めなかったのは，この病理所見のためと思われる．
- 腫瘍はType 1で（図4b），わずかに固有筋層に浸潤し，割面で固有筋層に接しており，筋層の引きつれを伴っていた（図4c 黄矢印）．最終的に1型進行大腸癌の診断となった．
- このような術前では十分予想できない状況に見舞われることは，このような難症例に挑むエキスパートにとっては少なくない．
- 本症例はSM高度浸潤を示す固有筋層の引きつれ所見を伴っており，外科切除検体からもわかるように剥離を継続していたら間違いなく穿孔していたであろう．
- このような場合，治療はlaparoscopy assistedcolectomy（LAC）を含めた外科的切除の適応と考える．安全性と根治性の観点から撤退は許容され，本症例の途中中断は妥当な判断であった．

まとめ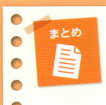

- 近年，大腸ESDの手技も標準化され，あらゆるデバイスや安全に行うための工夫などが開発されるとともに，これまで切除困難とされてきた症例も切除可能となってきている．
- しかし大腸の場合，腹腔鏡手術を行えば，結腸の機能を温存し低侵襲に治療できることを考慮すると，ESDで無理をして危険を犯すメリットは1つもない．また，穿孔をきたせば癌の腹腔内への播種のリスクもあるため，そうなる前に深追いせず勇気をもって撤退すべきである．
- 治療を始めるのは容易でも，撤退の判断は難しいものである．勇気ある撤退の冷静な判断を下せることもエキスパートの条件である．

Column ── 大圃組エピソード　私の人生を変えた内視鏡モンスターとの出会い

今から5年ほど前，医師6年目の春のことだった．私は内視鏡のスキルを上げたいという一心で東京，五反田にあるNTT東日本関東病院，大圃組の門を叩いた．今でこそ言えるが，ESDなんて1例も経験したことがない状態で……．そこで私は内視鏡医，いや人間としての生き方・考え方の根本を見直すことになる．

大圃研という"内視鏡モンスター"との出会いである．この表現が正しいかはわからないが敬意と感謝の念を込めて"モンスター"と表現させていただきたい．

今更私が大圃先生のスキルの高さなど言うまでもないが，あえて"スゴさ"を挙げるとするならば『圧倒的な指導力』ではないだろうか．入門して1年が経とうとした頃，人生初のESDそれも大腸ESDから開始した．「俺の言うとおりにやれば絶対できる！」と言われ恐る恐る開始した．難所に差し掛かったところで，「ここで手替わりしたらお前は次も同じ難所でつまずくだろう．だから手替わりはしない．自分で乗り切ってみろ！」と終了までの約3時間，ひと時も離れず的確な言葉で私を終了まで導いてくれた．後ろから言われる指示をこなすことに精一杯ではあったが，ものの見事に操られた感じであった．スコープのアングルの操作まで詳細に言葉で指示が飛んでくる．自分がスコープを持っているわけではないのに．

そんな指導を受けながら寝食を忘れ，内視鏡診療に没頭した4年間．心技体ともに鍛えられたが同時に寿命も縮まった気がする，いや確実に縮まった（笑）．しかし，それでもいいと思う．「人が10年でできることを5年でできるよう努力する」という"モンスター格言"のおかげで今の自分があり，まだまだ若輩者の私がこの著書に関われたことを大変光栄に思う．

現在は五反田から遠く離れた埼玉の地で更なる飛躍を目指して日々過ごしている……とかっこよく言いたいところだが，そればかりではさすがに家庭が崩壊しそうなので，最近では慣れない子育てにも関わりながら日々仕事と家庭の両立の難しさを痛感している（笑）．

若手の可能性を最大限に引き出す大圃研という内視鏡モンスターの"指導力"．この本を手に取った方にはぜひぜひ生で体験いただきたいものである．

（田島知明）

4 上級ESD

症例 12 高度線維化病変

高度線維化病変に対するストラテジーの第一は，線維化のないところから攻め始めることである．両サイドの粘膜は切開せず最後まで残すのもコツの1つ．両サイドの粘膜を残し，粘膜の張力を保つことで，瘢痕部でも筋層ラインが視認しやすくなり，剝離が可能となる．

movie 35

治療戦略

Point
- 線維化のないところから開始する．
- 両サイドの粘膜切開は最後に行う．
- 左右の筋層ラインを捉え，剝離ラインを想定する．

- フラップを形成し適切なSM層に入るために，線維化部分からは十分に距離をとって線維化のない層から剝離を開始する．
- 両サイドの粘膜は切開せず最後まで残して，トンネルを掘るように瘢痕部を剝離していく．両サイドの粘膜を残し，粘膜の張力を保つことで，瘢痕部でも筋層ラインが視認しやすくなり，剝離が可能となる．

治療の実際

症例 直腸 Ra 〜 Rb,
TEM後遺残再発
使用スコープ GIF-Q260J
使用デバイス DualKnife

- 40歳代，女性．上部直腸（Ra）〜下部直腸（Rb）に強い粘膜の引きつれを伴い，高度線維化が予想される経肛門的内視鏡下マイクロサージェリー（transanal endoscopic microsurgery：TEM）後の遺残再発病変を認める．範囲としてはHouston弁を跨いでいる（図1）．
- 通常の直腸病変と同様に，操作性やスコープ長の観点からGIF-Q260Jを使用する．

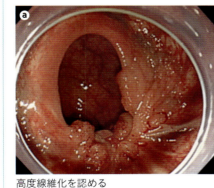

a 高度線維化を認める　　b 反転像

図1 病変

1 肛門側から十分に距離をとって局注および粘膜切開を開始する

Comment
線維化や瘢痕のない層から切開・剥離を開始し，適切な剥離層に入り込むことができれば，その後の剥離も安全に行うことができる．

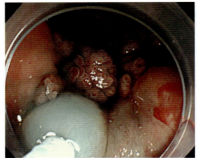
中心部はnon lifting

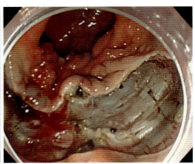
辺縁も線維化を認める

---

2 反転で口側も同様に距離をとって切開・剥離をする

左右の粘膜をある程度残し，粘膜の張力を保つことで，瘢痕部でも筋層ラインを想定しやすくなる．

⊗ Don't
高度線維化をクリアする前に左右の粘膜を切り落とすと瘢痕部に全体が集まってしまい，剥離がしにくくなる．

▶ 到達目標⑱「高度線維化」(☞110頁)

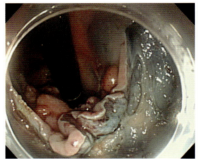

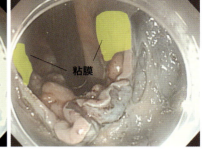
粘膜
左右の粘膜は残す

---

3 左右の筋層ラインを想定し剥離していく

Comment
筋層ラインを想定したら，DualKnifeの先端ディスク分だけ当てて剥離を行う．

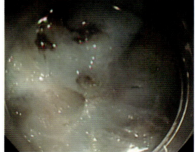

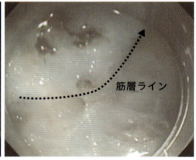
筋層ライン

---

4 最後に両サイドの粘膜を切開し，残った粘膜下層を剥離し終了とする

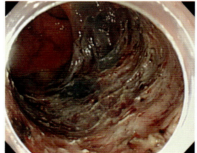

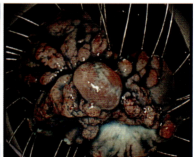

治療結果

- **治療時間** 90分
- **偶発症** なし
- **病理** 標本：60×40mm，病変：52×33mm，0-IIa+Isp，tub1，T1a，ly0，v0，HM0，VM0，断端陰性，治癒切除

- 病変に向かって強い粘膜の引きつれを伴っており，非常に強い瘢痕上に病変が存在していたことが標本を見るとよくわかる（図2）．

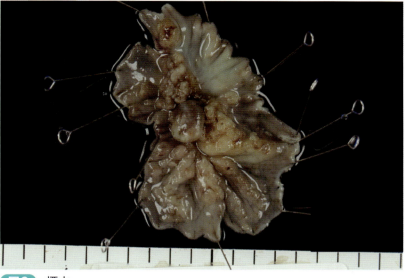

図2　標本

まとめ

- 従来，直腸の巨大な病変，全周性病変などはEMRでは切除が困難であったため，TEMによって切除されてきた．しかし，TEMを行った症例において，時に不完全切除による局所再発が問題となることがある．
- 本例はTEM後再発病変に対するESDであり，しかも病変のサイズも大きく内視鏡治療ができなければ人工肛門を余儀なくされる症例であった．
- 実際にはこれまで見たこともないような強い瘢痕，線維化が粘膜，粘膜下層一面に広がっていたが，高度線維化や瘢痕を伴った症例に対するストラテジーを忠実に守ることで，偶発症なく完全一括切除が可能であった．

上達へのヒント

- きわめて難易度の高い症例であり，剝離可能な層を見きわめる繊細さと瘢痕部を切り裂く大胆さをもち併せ，かつ安全性を保ちながら手技を遂行する必要がある．
- たくさんのESD症例を経験したからといって手を出してよい病変とはいえない．
- 術者はエキスパートであることはいうまでもなく，攻めと守りの姿勢をうまくコントロールできる者が行うべきと考える．

4 上級ESD

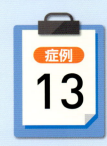

筋層牽引を伴うLarge Is病変

サイズが大きく（経験的には30mm以上），襞の上に乗る隆起性病変（LST-G-Mixの粗大結節部分含む）は，筋層牽引を伴う可能性があり難易度が高い．高度線維化，筋層牽引にはダブルトンネル法を中心としたトラクション下ESDが有効である．

特徴

Ⅰ スコープ操作 ▶ ①スコープ操作が不安定な部位や状況でこの病変を完遂しようとすると，難易度がさらに増す．トンネル法であれば，一度トンネル内に潜れたらスコープの操作性が安定してくるため，トンネルをいかにしっかりつくれるかが勝負となる．
②術者の技量，手術のメリット，デメリットも考慮したうえで，50mmを超える深部結腸病変であれば全身麻酔下ESDや外科的切除も検討するべきである．

Ⅱ 部位 ▶ ①襞を跨ぐような丈の高い隆起性病変であれば，どの部位でも同様の線維化をきたしうると考えたほうがよい．

治療戦略

- 「線維化がある」と思ってストラテジーを立てる．
- ダブルトンネル法を用いる．
- 線維化，筋層牽引を切離するときは，"下（筋層直上）へ下へ"の意識で．

- 高度線維化・筋層牽引の有無は，粘膜下層に深く入らなければ，あるかどうかも部位もわからない．しかし，「ないかも」と甘目に予想して線維化が露呈した場合，取り返しのつかないことがある．そのため，冒頭に記述したような症例〔サイズが大きく（経験的には30mm以上），襞の上に乗る隆起性病変（LST-G-Mixの粗大結節部分含む）〕では特にトンネル法を用いて線維化付近まで潜っていくようにする．結果的に線維化がなければないで大きなトンネルを作成し，そのまま辺縁を切開・剥離すればそれほど大きな差はないと思われる．
- ダブルトンネル法において重要なことは，線維化部分をなるべくきれいな膜状に残すことである．線維化とは逆サイドの辺縁についても，可能な範囲でトリミングをする．"大きなやじろべえ"をつくるイメージである〔ダブルトンネル法の詳細は到達目標⑱「高度線維化」（☞110頁）を参照〕．
- ダブルトンネル作成後は，送気＋体位変換で線維化部分の筋層想定ラインが明瞭となる．
- 高度線維化・筋層牽引部を切離するとき，どうしても穿孔を恐れて病変側へ浅くなりがちである．そこであえて"下へ下へ"の意識ができるかどうかである．「下へ」というのは筋層直上（筋層上面1枚剥がすくらいの意識）という意味であるが，この際，線維化が真上に立っていることが条件となる．線維を倒した状態で横断的に切離すると穿孔リスクが伴う．従来のトラクションでは，粘膜下層が倒れ気味にトラクションがかかることがあるが（図1），ダブルトンネル法であれば真上にトラクションがかかるため，安心して横断剥離が可能となる．

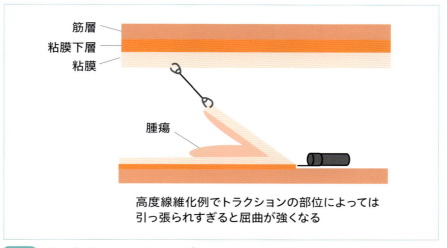

図1 倒れ気味にトラクションがかかる

治療の実際

- 症例 直腸Rb，60mm，0-Is
- 使用スコープ GIF-Q260J
- 使用デバイス DualKnife，ITknife nano

- 60歳代，男性．下部直腸（Rb）の襞を跨ぐ隆起性病変である（図2）．
- 反転操作などを考慮し，取り回しの容易なGIF-Q260Jを使用した．メインデバイスはDualKnifeとし，トンネル作成中はITknife nanoを用いる方針とした．

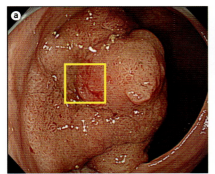
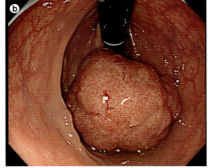
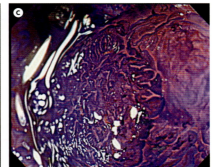

Rbの襞上に60mm大の隆起性病変を認め，一部発赤の目立つ領域を伴っている．全体として歪であるが明らかな緊満感を認めない

反転像でも明らかな不正陥凹面や，緊満感は認めない

クリスタルバイオレット染色（中拡大）．左写真の赤枠内の拡大像では方向性の乱れた大小不同 V_I 軽度不整 pit を認める

図2 病変

1 肛門側からトンネルのエントリーを作成する

Comment
U字切開でフラップを作成するようなイメージでエントリーをつくる．

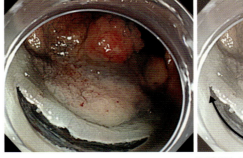
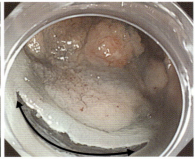

肛門側からエントリー作成

2 高度な線維化が露呈したら両サイドへトンネルを作成する

Comment
隆起性病変では襞を乗り越える部位に出てくることがほとんど．

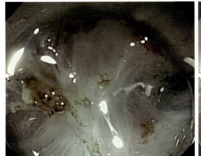
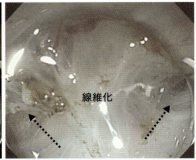

両サイドへトンネルを作成

3 襞を乗り越えた後はダウンヒルで下へ切り裂く

Comment
襞を乗り越えた後はダウンヒル（下り坂）になっているため，下へ下への意識が重要．

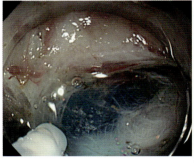
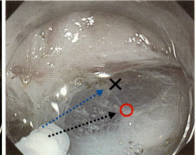

×の方向では病変の裏へ行ってしまう

4 ダブルトンネル作成後，線維化はなるべく膜状に残す

Comment
送気をすることでここがピンとそり立つ．体位変換も有効．

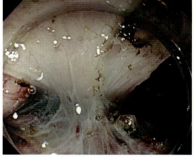
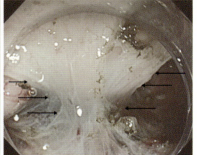

矢印の領域をトリミングして線維化の組織の幅をなるべく小さくする

5 線維化を横断的に剥離していく

Comment
横断的に剥離ができるのは線維化が直立しているからである．それがこのダブルトンネル法の神髄といえる．

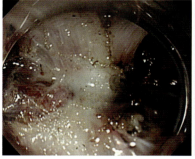
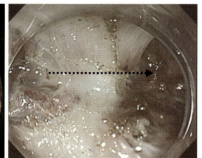

横断するようにゆっくり剥離していく

6 残した両サイドを切開・剥離する

Comment
写真からわかるように，線維化部分のみならず内部辺縁もしっかりトリミングをしておいたほうが，この最終段階で無理のない切開・剥離が可能となる．

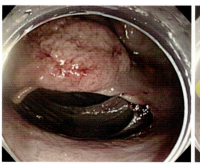
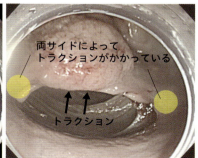

片方を完全には落とさずに一筋残した後，もう片方を落とすとトラクションをかけたまま容易に進められる

治療結果

- **治療時間** 100分
- **偶発症** なし
- **病理** 60mm, Ca in adenoma, Tis, ly0, v0, 断端陰性, 治癒切除

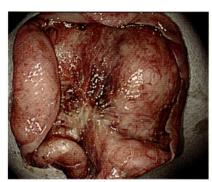

病変裏を見ても内部に引きつれがあるのがわかる

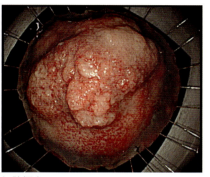

切除標本

図3 治療結果

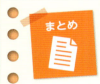

まとめ

- 従来，筋層牽引所見を認めた際はESD中止の1つの目安であったが，近年のトラクションを含めたESDデバイスの進歩により切除可能な病変となりつつある．
- ダブルトンネル法によるトラクションは，2つのトンネルと空気のみで，線維化部や筋層牽引部を直立させることができる点が既報のトラクション方法よりも優れていると考えている．
- 従来は，線維化部のみ残して全周切開や周囲切開をおいて最後に勇気をもって線維化部を剥離していたが，このトラクション法であればその勇気が最小限で済むと思われる．
- SM癌浸潤による線維化との区別が重要になることはいうまでもない．確実な一括切除という観点からも，筋層直上をしっかり剥離できるテクニックであると考える．

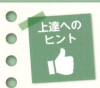

上達へのヒント

- 線維化部の幅を狭くし，また内部の辺縁領域も内側からしっかりトリミングしていくことが良いトラクションをかける重要なコツである（つまり，2つのトンネルのサイズを大きくするということ）．
- 高度線維化部を剥離する際は，筋層が下であればダウンアングルで押さえながら左右アングルを用いて線維化のエッジからエッジまで真横に横断的に剥離（血管も多いため，焦がさないスピードで凝固剥離がベター）を行うことで，きれいに展開していく．

❹ 上級ESD

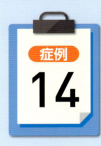

症例 14　大腸憩室が併存する病変

大腸憩室は仮性憩室であり筋層を伴わない．従来，ESDでは穿孔が懸念材料であったが，技術の進歩に伴い今や大半が治療可能である．憩室が絡む病変では，憩室の併存パターンを確認のうえ，積極的治療か撤退かを状況とともに判断し，戦略を立てることが重要である．

- 術前内視鏡時に病変周囲や病変内部の憩室の有無について把握しておく．
- 憩室併存のパターンによって戦略が異なる．

- 本稿では，憩室併存のパターンとして以下のGradeに分類し，それぞれに対してのストラテジーや注意点を提示する．

> - Grade A：憩室近傍に病変が存在する場合（☞128頁）
> - Grade B：憩室内部に病変が一部進展した場合（☞131頁）
> - Grade C：病変内部に憩室が存在する場合（☞134頁）

Grade A　憩室近傍に病変が存在する場合

movie 38

治療戦略

- 病変の辺縁を憩室から脱出させるように局注を行う．
- 憩室側の粘膜より切開を開始する．
- 憩室から病変を引き離すように処置を進める．

治療の実際

- **症例**　上行結腸，40mm，SSA/P
- **使用スコープ**　PCF-Q260JI
- **使用デバイス**　DualKnife

- 70歳代，女性．病変は上行結腸に存在するSSA/P（sessile serrated adenoma/polyp）であり，辺縁近くに憩室が存在する（図1）．
- 憩室が併存する病変に対するESDではきわめて慎重で丁寧な切開・剥離・止血操作を必要とする．そのため1本ですべての処置が可能で，細かい操作が可能であるDualKnifeを使用する．

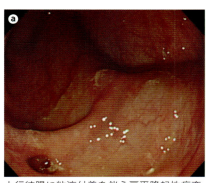 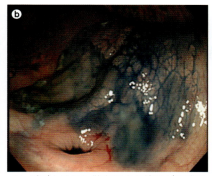 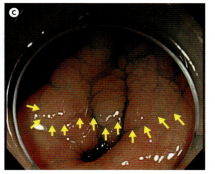

上行結腸に粘液付着を伴う扁平隆起性病変を認める．病変近傍には憩室を認める

インジゴカルミン散布により境界が明瞭になった

病変は憩室に接するように存在している（黄矢印：病変境界）

図1 病変

1 病変の辺縁を憩室から引き離すように，病変と憩室とのわずかな隙間に必要最小限の局注を行う

> ❌ **Don't**
> 大量に局注して一気に切開しようとすると，憩室内がむくんでしまい処理しづらくなる．

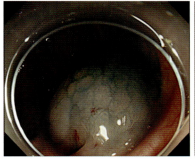 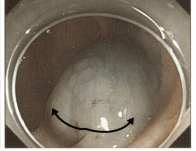

局注．病変の辺縁を憩室から脱出させるように病変と憩室とのわずかな隙間に局注を行う

2 憩室側の粘膜の切開を十分行い，病変と憩室の間にまず終点を作成する

> 💬 **Comment**
> 憩室周囲は筋層がない可能性もあるため慎重に行う．

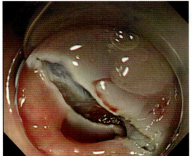 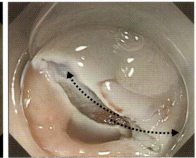

筋層から離れる方向にデバイスを動かす

3 終点を起点に粘膜切開・剥離を進める

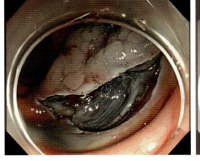 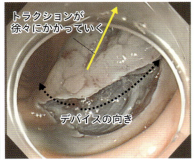

トラクションが徐々にかかっていく

デバイスの向き

④ 病変が憩室から離れたら，通常通り素早くフラップをつくり，そこを起点にQC methodを用いて病変を切除する

病変を憩室側より引き離すように切開・剥離を進め一括切除する．

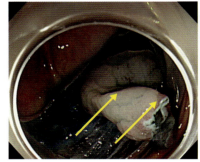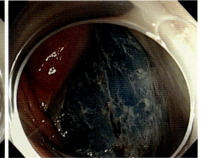

重力方向へのトラクション

⑤ 遺残なく一括切除した

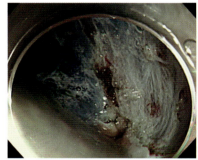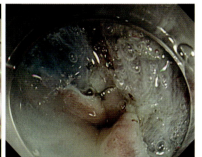

憩室内に病変の遺残は認めない

治療結果

- **治療時間** 20分
- **偶発症** なし
- **病理** 標本：45×36mm，病変：40×32mm，SSA/P with cytological dysplasia of the ascending colon，0-IIa，HM0，VM0，治癒切除

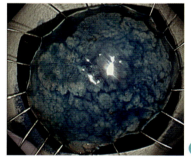

図2 治療結果

まとめ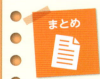

- 本症例は治療前より憩室が近傍にあることが予想できる症例だが，しっかりマージンをとって切除するには切開ラインが憩室内ギリギリまでかかる病変であった．適したスコープ，重力を考慮した体位，フードの長さなど，安定した視野を保持できるような準備が術前にしっかりできていることが重要である．

- 憩室内へ明らかに進展しているものでなければ，基本的には虫垂開口部病変のストラテジーと類似している．虫垂開口部病変同様，ワーキングスペースが狭く，線維化が多い．

- 本症例のような単発憩室のほか，近傍に多発憩室や，憩室内憩室がある症例もあるが，まずは憩室側の終点づくりができるかどうかに処置の成否はかかっている．

- 憩室近傍の粘膜は薄くて脆いため，乱暴なスコープ操作やデバイス操作で容易に破れる．いったん破れてしまうとどんどんボロボロになってしまい，一括切除そのものが難しくなるため，より慎重な操作が必要となる．

- しかし，"難しい病変だから慎重に"ではなく，普段の病変から同様の心構えをすることで，どんな病変であってもいつも通りの処置が可能となる．

- 憩室病変とはいえ，Grade A病変はこれまでの経験の集大成と考える．basicな処置を確実にクリアしている術者であれば，一括切除は可能であろう．

Grade B 憩室内部に病変が一部進展した場合 movie 39

治療戦略

- 憩室から離れたところから切開・剥離を行う．
- 最後に適切な剥離層から憩室部分に潜り込んでいく．
- 剥離後，憩室部分は必ず縫縮する．

治療の実際

症例 上行結腸，30mm，SSA/P
使用スコープ PCF-Q260JI
使用デバイス DualKnife

- 50歳代，男性．病変は上行結腸に存在するSSA/Pで，一部は憩室内に進展している（図3）．

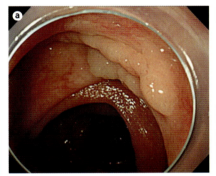 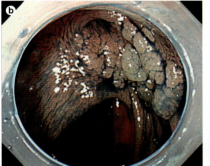 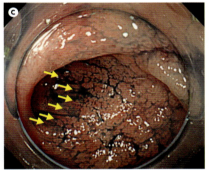

上行結腸に30mmの扁平隆起性病変を認める　　❶のインジゴカルミン散布下観察　　病変の一部が憩室内に進展（黄矢印）

図3 病変

① 憩室から遠い部分から切開・剥離を行い，フラップを作成する

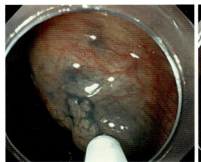
憩室から最も離れた部分から局注

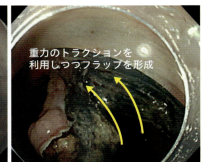
局注後，切開・剥離

② 憩室にかかる手前まで完全に剥離してしまい，憩室部分は最後に残す

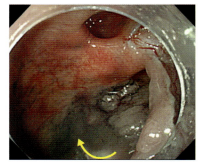
憩室にかかる手前まで完全に剥離

③ 憩室内では，わずかにある粘膜下層を見きわめながら，少しずつ丁寧に病変を剥離する

憩室内に入り，そのまま憩室ごとくり抜くイメージで剥離を進める．

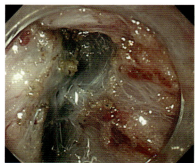
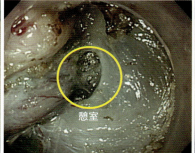
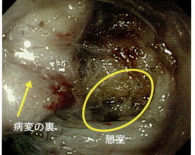

④ 憩室部分の粘膜ごと病変を切除する

憩室部分の筋層は欠落し，穿通状になっていた．

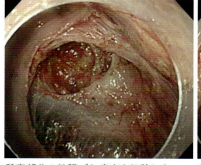
憩室部分の粘膜ごと病変を切除した

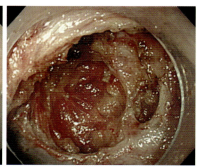
憩室部分の筋層は欠落し穿通状

5 病変の剝離が終了したら，すみやかに憩室部分をクリップで完全縫縮する

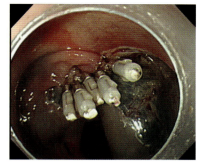

穿通部分はクリップにて完全縫縮した

治療結果

- **治療時間** 20分
- **偶発症** なし
- **病理** 標本：35×26mm，標本内に憩室の陥凹を認める（図4），病変：30×22mm，SSA/P，HM0，VM0，治癒切除

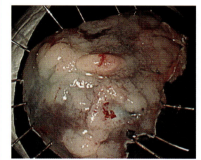

図4 切除標本

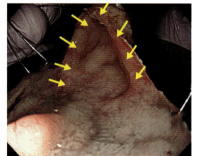

憩室を覆っていた粘膜の陥凹部分（黄矢印）

まとめ

- 本症例は病変の一部が憩室内に進展していた．このような場合，切除するには確実に憩室内にメスを入れることになる．
- この最も嫌な部分にはじめに手をつけてしまうと，穿孔した場合，後の処置が不可能になってしまう．そのため，周囲から攻めていき最後に憩室部分を剝離する戦略をとった．
- 憩室部分で筋層は完全に欠落していたが，周囲の脂肪組織が炎症で裏打ちした状態となっており，"穿孔"ではなく"穿通"した状態であった．そのため，気腹状態とはならなかった．切除後はすみやかにクリップを用いて憩室部分を縫縮した．
- 本症例は適切な戦略と術後管理によって，偶発症を起こすことなく治療が可能であった．

Grade C 病変内部に憩室が存在する場合

 movie 40

治療戦略

- 憩室が多い部位に存在する病変では，術前検査で病変内部に憩室があるか確認を（隠れ憩室病変に注意！）．
- 緊急手術への移行も念頭に置き，外科バックアップで全身麻酔下での治療が望ましい．
- 憩室部は，トラクション法を用いて憩室を引っぱり出して剥離する．
- 剥離後の創部は完全縫縮する．

治療の実際

- 症例：上行結腸，20mm，0-IIa+Is
- 使用スコープ：PCF-Q260JI
- 使用デバイス：DualKnife

- 70歳代，女性．2年前に他院でESDを試みたが，途中中断した（図5）．ESD途中中断による高度瘢痕＋憩室病変という最難関症例（図6）．

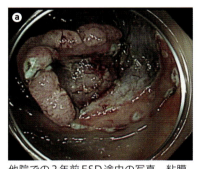
他院での2年前ESD途中の写真．粘膜下層の剥離途中で中断されている

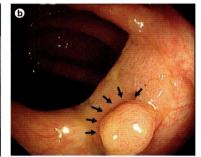
約1年後の内視鏡写真．隆起の近傍に憩室を疑う部位を認める（矢印）

図5　病変

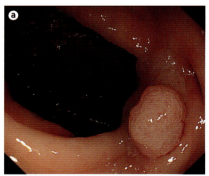
当院での検査（白色光）：瘢痕上に20mm大同色調の隆起性病変．硬さや歪さは認めない

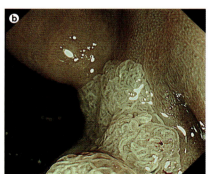
NBI拡大（弱拡大）：regular MS/MV pattern（JNET分類：Type 2A）

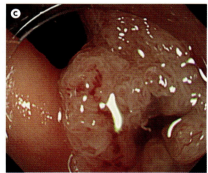
フード装着後，憩室を認める

図6　術前の内視鏡像

① 病変周囲の憩室を避けながら切開を行う

⊗ Don't
切開では不必要に大きなマージンをとると，剥離する憩室の数が増えたり，剥離面が広くなり剥離後の縫縮が困難となる．

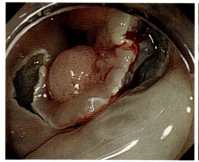
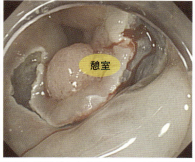

憩室と病変がかなり接していても不必要に大きなマージを取らないように

② デバイスで病変をめくりながら憩室が隠れていないかを確認しながら進める

Comment
筋層牽引所見のように，通常の筋層に直行するように白色の壁に遭遇するイメージである．粘膜を裏面から見ており，少しずつ剥離を進めないと憩室に切り込んでしまう．

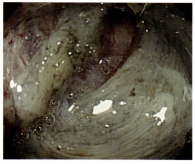
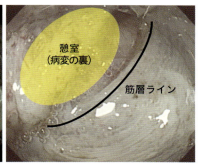

筋層ラインと憩室が確認できた

③ 終点を作成する

Comment
本例のような瘢痕例では，反転剥離も併用することで順方向からのトンネル作成の負担が少し軽減する．

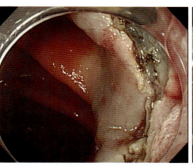
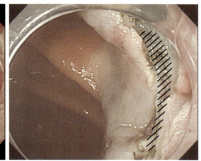

終点をしっかりトリミングする（本例では終点にも瘢痕あり）

④ ダブルトンネル作成

Comment
憩室内へ引き込まれる力はまだ残っているため，上方へのトラクションは憩室近傍を徐々に剥離するにしたがい，ベクトルが逆転するイメージである．

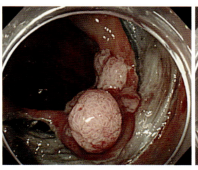
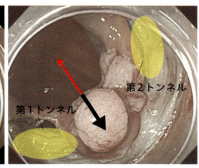

現時点における力のベクトルは"トラクション＜憩室"である

❺ 憩室周囲・裏面を剝離していく

> **Comment**
> 剝離というより，憩室裏面周囲についている粘膜下層を放電などで吹き飛ばして，憩室を剥き出しにしていく．憩室のない部分の粘膜下層もできるだけ剝離し，憩室の筋層の欠落した中にはまっている部分だけを取り残すように剝離をする．

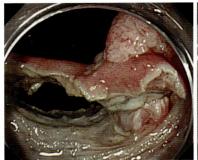 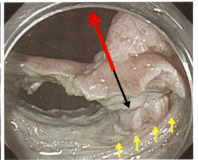

黄矢頭を徐々に剝離すると，ベクトルが"トラクション＞憩室"となり，情報へ引っ張られてくる

❻ 憩室をくり抜く

> **Comment**
> 憩室の頂部（憩室の一番底の裏面）に近づくと（くり抜きが進んで引き出されてくると），筋層がないために腸管外の脂肪織と頂部が固着した状況になってくる．固い脂肪織であり，凝固波による放電を利用して脂肪を飛ばすことで剝離をしていく．

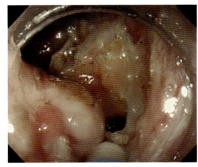 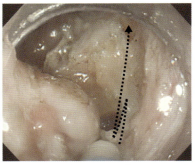

DualKnifeのブレードいっぱいに先端を当てると裏面から切り込んでしまうことがあるため，先端ディスクの厚さだけ当てる気持ちで，抉り取るように筋層と憩室裏面の間を剝離していく

❼ 残した両サイドを切開・剝離する

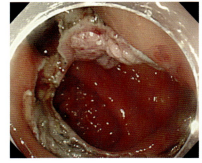 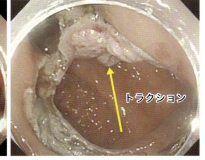

トラクションが強くかかっていたことがわかる

❽ 創面を縫縮する

> **Comment**
> 閉鎖に際しては，粘膜と粘膜を寄せて袋状に縫縮するのではなく，できるだけ潰瘍底の筋層まで挟むように閉鎖することが重要である．

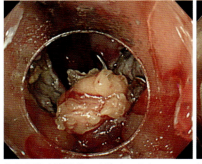 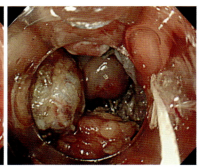

欠損部位を脂肪織で充填するようにOTSC（over the scope clip）で縫縮　　切除面左側にももう1つOTSCを使用

治療結果

- 治療時間　50分
- 病理　26mm, Ca in adenoma, Tis, ly0, v0, 断端陰性, 治癒切除

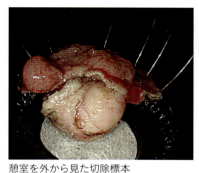
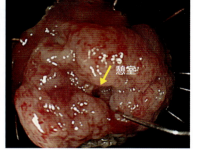

憩室を外から見た切除標本

図7　治療結果

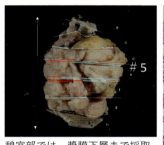

憩室部では，漿膜下層まで採取されている

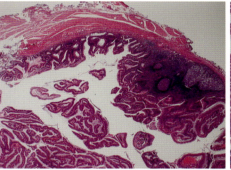

核が卵円形に腫大した不整分岐や，乳頭状構造をした高分化型管状腺癌・乳頭腺癌

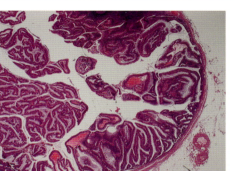

図8　切除標本と病理所見

まとめ

- 本症例は治療中断後瘢痕＋病変内憩室の症例であった．本症例のように，ESD前に病変内に憩室が確認できているかどうかが，治療ストラテジーを立てるうえで重要である．
- 腫瘍のボリュームが多い場合，病変内部の憩室の有無が完全に事前に把握できないこともある．
- しかし，周囲に多発憩室があり病変内部に憩室の存在が否定できないなど，病変内部の憩室の存在が想定内の場合，最初から外科バックアップのもと全身麻酔下にESDを行うべきである．
- 本例はGrade Cの憩室例に対しダブルトンネル法が有効であった症例である．憩室の部位を線維化に見立てて，ダブルトンネル法によって同部位にトラクションをかけた．憩室を伴う病変はまだ経験症例数も少なく，今後さらなる症例の蓄積が必要である．想定範囲内の出来事に対して，術者側の準備不足で途中中止になるのは許されない．
- 術後の縫合に際しては，OTSCは非常に強力な全層縫合デバイスであるが，やり直しのきかない1回勝負のデバイスでもある．クリップのリリースは"一か八か"ではなく，"確実"な状況でのみとすべきである．
- これまでの内視鏡治療の限界を超えた1例と思われる．

おわりに

- 憩室が絡む症例は，術中や遅発性穿孔のリスクが高いことはいうまでもない．状況によっては緊急手術を余儀なくされる場合もある．
- 穿孔が必発のGrade C症例では，我々は緊急手術に外科医がいつでも対応できるように全身麻酔下で治療のスケジュール調整をしている．
- 術前からの外科医との十分な連携・バックアップ体制なしに手を出してよい病変ではないと考えている．

column 大圃組エピソード　大圃組の内緒事

『大圃組』を説明する時になんと説明すればよいのだろうか……．よく言えば家族，悪く言えば軍隊かなーー．こんなこと書いていることが大圃研先生にばれたら，おそらく二度とLINEの返事が来なくなるであろう……．でも仕方がない．コラムを書いてくださいとお願いしてきた千葉先生が悪い（笑）．でも，自分が大圃組に所属した3年半の感想は，『部活』だな．甲子園での優勝を目指して死ぬほど練習する高校球児たちであった．自分自身はすでにある程度のESDを経験しての入部だったので，ノックからではなくて実戦からのデビューであった．大圃先生と二人で一日10件のESDをやることも普通であった．

世間ではESDの講演やハンズオンに呼んでいただく機会も増えた．ESD自体も2,000例以上経験し，ある程度厳しい症例も切除できるようになった．

しかし……，自分で自分のESDを上手いと思ったことがない……謙遜でもなんでもない．なんでだろう？？？？理由ははっきりしている．隣でESDをやっている大●研先生が，尋常ではないスピードでESDをやってしまうからである．一番弟子の千●秀幸先生のスピードも尋常でない……．自分の立ち位置を見失い，私はNTTを去ることを決めた……．

というのは，嘘でーーーーす（二人のESDが尋常じゃなくすごいのはほんとですが）．ここから先は，大●先生と私だけしか，知らない内容なので言えませんが，こっそりと．

大圃組が甲子園にでるレベルまでみんなで頑張って，大●先生が，どこかの教授になるあるいは『情熱大陸』に出演するまでサポートできたら，家族の待つ埼玉に戻りますと，もともと約束していたのである．ただ，それがあっという間に現実になってしまっただけである．

『情熱大陸』出演の前に，関西出身の大物お笑い芸人と共演した番組が放送直前で，お蔵入りしちゃったのを知ってるのは私だけかな（笑）．もちろん，お蔵入りした原因はお笑い芸人のほうですよ．誤解のないように……．

大圃先生が，私のことを好きだったか，嫌いだったのか聞いたことがないのでわからない．もちろん聞くのも怖いので永遠に聞くことはないが……．英語が死ぬほど嫌いで，海外での講演なんて一回もやったことがない私を，毎月強制的に海外講演に行かせたのは，あれはパワハラだったのであろうか？ それとも愛の鞭？ もう今ではわからない．しかしながら，おかげで今では海外の講演に一人で行って，なんとか講演できるようになった．

私が書いた，紹介元への返書を夜中にチェックして，こんな内容では紹介元に失礼だ！！と夜中にメールしてきたのはいじめだったのだろうか？ 今では，自施設で夜中に必死で紹介元に気持ちを込めた返書・報告書を書いて，たくさんの患者さんを紹介していただけるようになった．

患者さんへの接遇，身だしなみ，自分のアピールの仕方，動画の編集，全てを細かく指導された．動画の編集は異常なこだわりであった．あれは病気かもしれない（笑）．

ボクシング協会とか体操協会も大変そうだが，パワハラととるか愛の鞭ととるのかは難しい問題である．ただ，全てが自分なりにできるようになった．そして今，同じことを若い先生達に埼玉で指導している気がする．

今，「おおはたけんならこの状況でどうするのか？？？」いつもそう考えてしまう．

今日完遂した大腸の筋層牽引の激しい症例も「この状況，おおはたけんなら，ここを攻めるのか？ 中断すべきか？」そう考えながらやっている自分がいた．大圃先生と一緒に働いた3年半で，大圃先生が途中中断した症例は記憶にないが（笑）．

ESDがすごいだけで全国からあの人に患者が集まっているわけじゃない．それを身に染みて知っているのは，私を含む『大圃組』の卒業生だけだろう．

知りたいか，知りたくないか，それはあなた次第！！

（野中康一：埼玉医科大学国際医療センター
消化器内視鏡科 准教授）

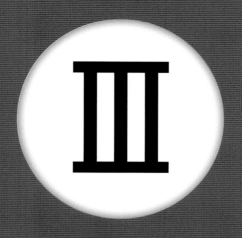

トラブルシューティング
～対処方法とその後の経過～

本章では，偶発症対策や，偶発症マネージメントを，臨床経過，看護ケアフロー，手術内容，そして反省点まで記載した．臨床現場に即した具体的なイメージトレーニングが可能である．

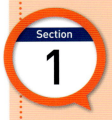

Section 1 術中穿孔

大腸ESDを行ううえで，遅かれ早かれ経験するのが穿孔である．決して焦らず迅速かつ適切に対応することが必要となる．

特徴

- 大腸は腸壁が薄いために，固有筋層に通電が及ぶと容易に穿孔をきたしてしまう．
- 大腸ESDでは，EMRと違い粘膜下層を視認しながら剥離を行うため，術中穿孔は微小であることが多い．迅速かつ適切に対応できれば，大部分は緊急手術を回避することができる．
- 大きな穿孔となり縫縮が困難となった場合には，緊急手術が必要となる．
- 大腸ESDの際に大きな穿孔をきたすのは，以下の場合が考えられる．
    ① 穿孔に気付かずにデバイスで穿孔を広げてしまった場合
    ② 高度の線維化により，線維化と固有筋層の認識が困難となり，固有筋層を誤って切開した場合
    ③ 小穿孔であったものが，送気や内視鏡操作で時間とともに時間ともに開大した場合
    ④ ITナイフなどのブレードタイプのデバイスで方向を誤って剥離した場合

治療戦略

- 患者のバイタルサイン，腹痛・腹満の程度は？
- すぐに縫縮が必要か？ 治療の継続は可能か？

- まず第一に，バイタルサインの変化や腹痛・腹満の状況など，患者の状態を確認することが重要である．
- バイタルサインに変化があれば穿孔部の縫縮を最優先し，ESDを断念せざるを得ない場合もある．しかし，微小穿孔で腹痛が強くなく，バイタルサインが安定している場合には，治療を継続しある程度剥離が進んだ段階もしくは切除後に穿孔部を縫縮することも可能である．
- 治療を継続する場合には，バイタルサインの変化のみならず前処置が良好であること，CO_2送気であること，良好な視野が保てることが大前提となる．

症例 15　術中穿孔 ①

治療の実際

症例	盲腸，40mm，Ⅱa
使用スコープ	PCF-Q260JI
使用デバイス	DualKnife

- 50歳代，男性．盲腸にある40mmのⅡaである（図1）．
- スコープはPCF-Q260Jを選択し，術前検査の操作性は問題とならなかったためオーバーチューブは使用しなかった．デバイスは，通常の大腸ESDと同様にDualKnifeを使用した．

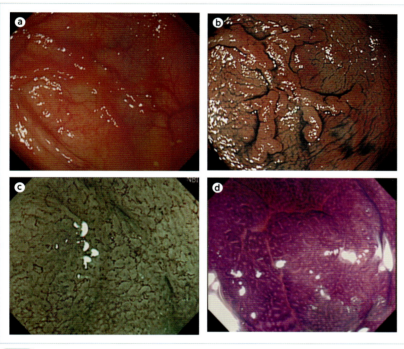

a：通常観察（全体像）
b：インジゴカルミン散布下観察（全体像）．盲腸，40mm，Ⅱa
c：NBI拡大観察．口径整な網目状の血管が均一に分布する（JNET分類：Type 2A）
d：クリスタルバイオレット拡大観察．病変はおおむねⅢ$_L$-2型pit patternを呈する

図1　病変

1　肛門側にU字切開を行い，筋層から離しながら慎重に剥離を行う

筋層が正面に立っていることに注意が必要．

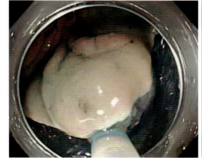
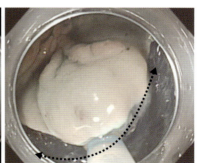

Section 1　術中穿孔

2 肛門側をU字に展開する

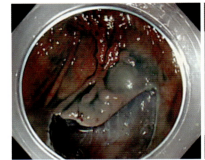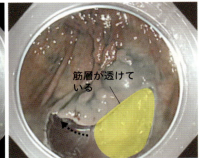

筋層が透けている

3 病変右側の切開を追加する

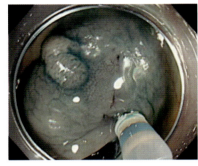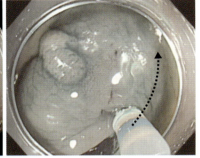

この向こうに筋層があることをイメージしないといけない

4 トリミングの際に穿孔

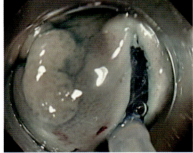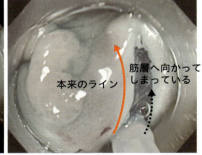

本来のライン　筋層へ向かってしまっている

5 大きめの穿孔であったことから，まずは可能な限りクリップで縫縮を試みる

病変を切除することも考え，病変にクリップがかからないように．

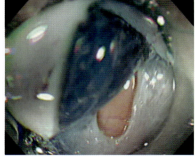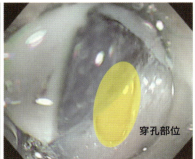

穿孔部位

6 不完全ながら応急的に縫縮する

気腹で腹満が強くなり，減圧のために18Gのサーフロー針で腹腔穿刺.

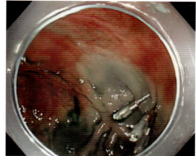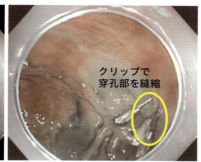

7 切除ラインを内側に修正し，新たに切開・剥離する

腹腔穿刺により腹満が改善．バイタルも変動ないことから治療継続．

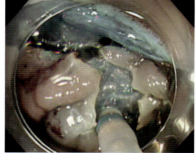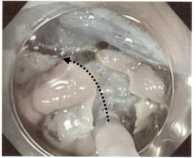

8 剥離が進んだところで穿孔部にクリップを追加し，穿孔部を完全に縫縮する

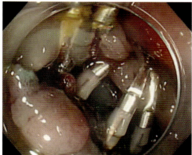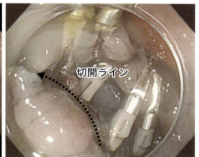

9 重力を考え，上方から切開・剥離

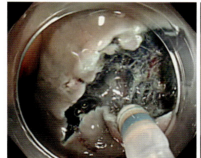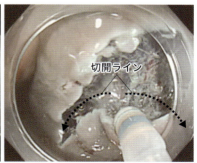

Section 1　術中穿孔

❿ シースで病変の粘膜を押し下げスペースをつくり，剥離を進めて病変を切除する

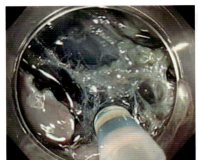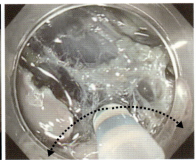

⓫ 切除後の潰瘍底

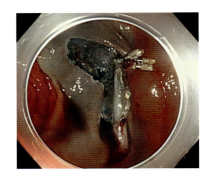

⓬ クリップにて完全に潰瘍底を縫縮する

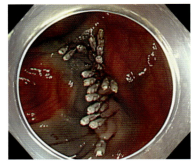

完全に縫縮

治療結果

- **治療時間** 60分〔先発術者（大腸ESD経験150例）30分＋上級医30分〕
- **偶発症** 術中穿孔
- **病理** 40×28mm，tubular adenoma（low grade），pHM0，pVM0，治癒切除

- 今回の症例では，術中に穿孔が起こったものの上級医に交代し，ESDを完遂することができた．
- 病理結果は，低異型度の管状腺腫で治癒切除であった．

● CO_2送気を使用していても，腹部コンパートメント症候群（abdominal compartment syndrome：ACS）の予防のために，緊急で腹腔穿刺が必要となることがあるため，腹部所見を随時確認することが重要である（図3）．

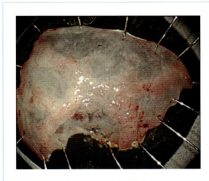
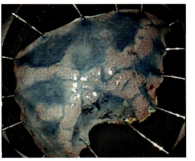

図2 切除病変

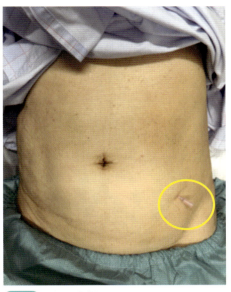

図3 腹腔穿刺

術後経過

- 経過表を図4に示す．

図4 経過表

- 術当日
  - 術後はモニター管理，ベッド上安静
  - 外科にコンサルとしたうえで，絶飲食および抗菌薬〔メロペネム水和物（メロペン®）3g/日〕にて保存的加療を開始
- 第1病日
  - 38℃の発熱

Section 1　術中穿孔

- ▸ 血液検査：WBC 9,000/μL, CRP 2.2mg/dL）
- ▸ 右下腹部に軽度の圧痛あり，腹膜刺激症状なし
- ▸ 安静度：トイレ歩行
- ▸ 飲水：少量のみ
● 第2病日（通常の大腸ESDならば食事開始）
- ▸ 36℃後半に解熱あり
- ▸ 右下腹部の圧痛は改善傾向あり
● 第3病日
- ▸ 右下腹部の圧痛はほぼ消失（違和感がある程度）
- ▸ 安静度：病棟内フリー
- ▸ 飲水：フリー
● 第4病日（通常の大腸ESDで退院）
- ▸ 右下腹部の圧痛，自発痛ともに消失
- ▸ 血液検査：WBC 4,300/μL，CRP 1.1mg/dL）
- ▸ 抗菌薬中止
- ▸ 食事：易消化5分粥開始
● 第6病日
- ▸ 退院

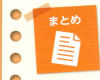

▸ 本例では，術中に穿孔が起こったもののバイタルサインに変動がなかったことから，上級医に手代わりし穿孔部を縫縮した後にESDを完遂することができた．しかしながら，穿孔後の気腹による腹満が強くなったために，腹部コンパートメント症候群の予防として減圧目的の腹腔穿刺が必要となった．

▸ 本例では，上級医に交代後はスムーズに手技が進行したため，トラクションデバイスは用いなかった．しかし，盲腸ではトラクションを用いることでよりすみやかに手技を完遂できる場合もある．

▸ 前処置が良好であったことから穿孔部からの便汁の流出が少なかったことに加えて，切除後に潰瘍底をクリップで完全に縫縮することができたため，保存的加療で良好な経過を得ることができた．

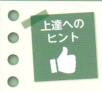

▸ 穿孔が起きた場合には，バイタルサインや患者の状態を確認したうえで，穿孔部の縫縮をいつ行うか，治療を継続するかどうかの迅速な判断が必要となる．

▸ 穿孔が生じると「何とか手術だけは回避したい」という気持ちから冷静な判断を失うことがある．あくまでも患者のことを第一に考え，バイタルサインが変動し穿孔部の縫縮が困難な際には深追いすることなく，内視鏡治療の限界を冷静に見きわめる"勇気ある撤退"も大切である．

症例 16 術中穿孔②

治療の実際

症例	虫垂開口部，25mm，IIa
使用スコープ	PCF-Q260JI
使用デバイス	DualKnife

- 30歳代，女性．虫垂開口部にある25mmのIIaである（図5）．
- 虫垂開口部に存在するIIa病変ではあるものの，術前検査で虫垂側の辺縁が観察可能であることから内視鏡治療（ESD）を選択した．
- スコープはPCF-Q260JIを選択し，術前検査の操作性は問題とならなかったためオーバーチューブは使用しなかった．デバイスは，通常の大腸ESDと同様にDualKnifeを使用した．

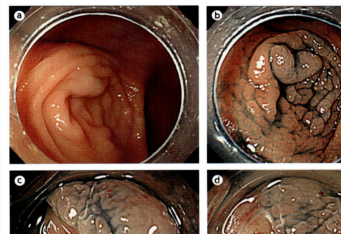

a：通常観察（全体像）
b：インジゴカルミン散布下観察（全体像）
c：インジゴカルミン散布下観察（虫垂開口部）．病変は虫垂に進展している
d：病変辺縁の観察．病変虫垂側の辺縁は観察可能である

図5 病変

① 虫垂側をまず切開し，切開部のトリミングを慎重に行う

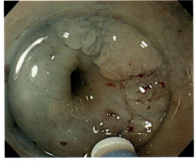
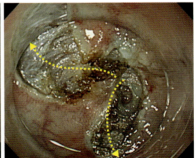

Comment
デバイスを押し付けすぎると容易に穿孔をきたすので，先端のボールチップ分でトリミングする．

2 病変肛門側の切開を追加し，剥離を進めるが線維化のため潜り込みが困難

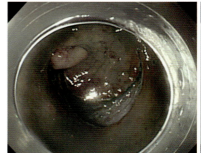
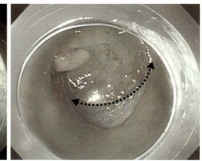

3 病変上方よりアプローチを変更するも，こちらも線維化のため潜り込みが困難

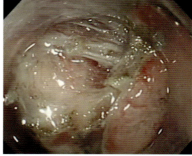
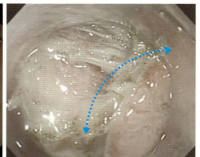

4 デンタルフロスで対側に牽引し，トラクションをかける

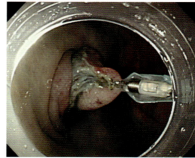
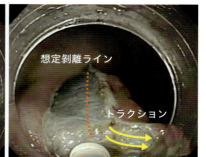

5 線維化と考え両サイドをつなぐように剥離を進めたところで穿孔をきたす

Comment
腸液が穿孔部に溜まらないように体位などを考える．

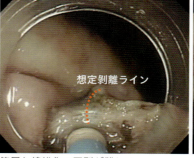
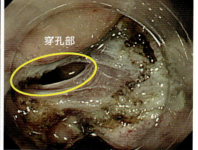

筋層と線維化の区別が難しい

6 剥離していたラインが筋層であったと判断し，正しい剥離ラインを出し直す

Comment
腹満の訴えなく，バイタルの変動も見られなかったためにESD継続可能と判断．

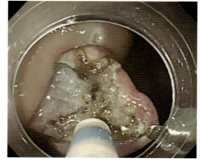
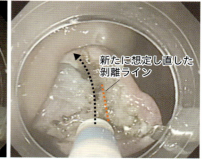

⑦ 粘膜下層の視認が可能となる

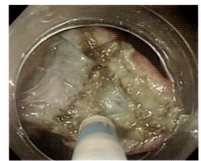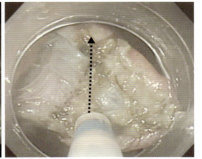

⑧ 良好なトラクションが得られている

適切な層に揃える．

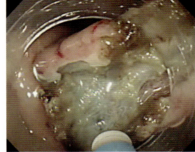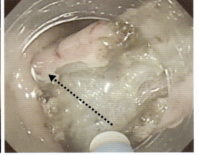

⑨ エッジを正確に捉えて粘膜下層の剝離を進めていく

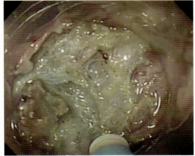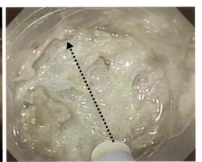

⑩ 剝離を可能な限り進めたところで，全周切開する

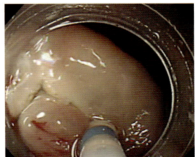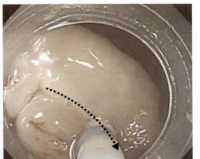

⑪ トラクションを利用し，エッジから病変を落として切除する

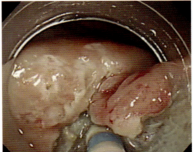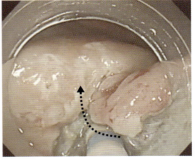

⑫ 切除後の潰瘍底（穿孔部，全体像）

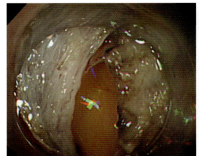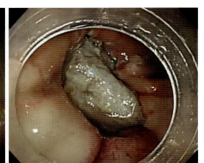

⑬ まずは穿孔部をクリップで確実に縫縮する

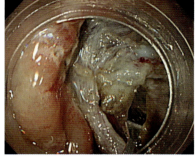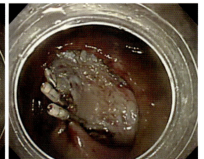

⑭ その後，クリップを追加し完全に潰瘍底を縫縮する

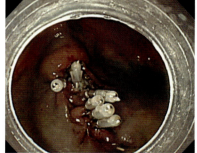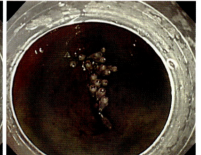

治療結果

- **治療時間** 90分〔先発術者（大腸ESD経験 約250例）70分＋上級医20分〕
- **偶発症** 術中穿孔
- **病理** 25×24mm，SSA/P，pHM0，pVM0，治癒切除

- 今回の症例では，術中に穿孔が起こったものの上級医に交代し，ESDを完遂することができた．
- 病理結果は，SSA/P（sessile serrated adenoma/polyp）で治癒切除であった．

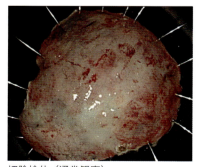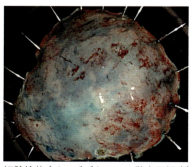

切除検体（通常観察）　　切除検体（インジゴカルミン散布下観察）

図6 切除病変

術後経過

- 経過表を図7に示す.

		2日目			3日目			4日目			5日目			6日目			7日目			9日目		
病床管理																				10:00 退院		

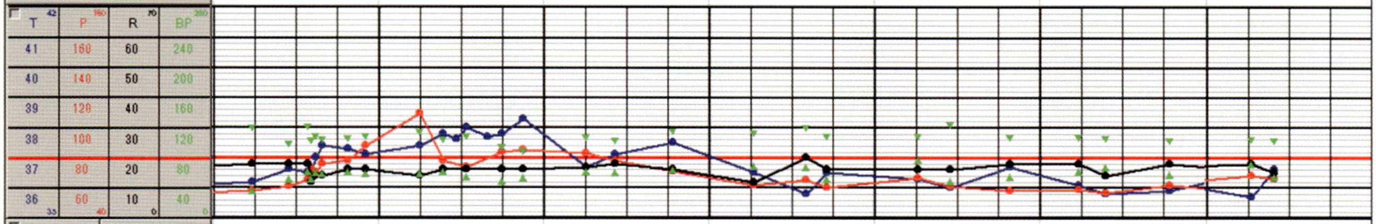

計測	体重[kg]																				44.45	
	身長[cm]																					
食事	食種	食止	食止	食止	食止	食止	食止	食止	食止	食止	食止	食止	食止	食止	食止	食止	食止	易消	易消	易消		
	摂取量																	5	5	6		
排泄	尿回数		5			12						10			6							
	便回数		9			2			2			3			0						0	
IN	補液		600			2712			1700			720			1720			720				
	IN合計		600			2712			1700			720			1720			720				
OUT	尿																					
	OUT合計																					
水分バランス			600			2712			1700			720			1720			720				
疼痛	程度(NRS)	0	0	0	2	3	2	2	2	2	1	1	3	1	0	1	0	0	0	0	0	
	部位				臍部	臍部	臍部	臍部	臍部	臍部	臍部	臍部	臍部	臍部		臍部						
	性質				1	1	1	6	6	2	2	2	2	7		7						
	動きとの関連					3			2			2			4							
	★薬剤(屯用)																					
SpO2値(%)			100	95	96	97	94															
鼻カニュラ			2L	OFF																		
ストッキング圧迫神経障害			–	–	–	–																
嘔気			–	–	–	–	–	–	–	–												
下血			–	–	–	–	–	–	–	–	–	–	–	–	–	–						

図7 経過表

- 術当日
  - 術後はモニター管理, ベッド上安静
  - 外科にコンサルとしたうえで, 絶飲食および抗菌薬〔メロペネム水和物(メロペン®) 2g/日〕にて保存的加療を開始
- 第1病日
  - 37℃後半～38℃台の発熱
  - 血液検査:WBC 11,500/μL, CRP 10.2mg/dL
  - 右下腹部を最強点に腹部全体に圧痛あり, 腹膜刺激症状は認めず
  - 安静度:トイレ歩行
  - 飲水:少量のみ
- 第2病日(通常の大腸ESDでは食事開始)
  - 36℃後半～37℃前半の発熱
  - 圧痛は右下腹部に限局, 腹膜刺激症状は認めず
- 第3病日
  - 36℃台に解熱
  - 血液検査:WBC 6,700/μL, CRP 11.2mg/dL(WBCピークアウト)
  - 右下腹部の圧痛はわずかに残る(2/10～3/10)
  - 安静度:病棟内フリー
  - 飲水:フリー
- 第4病日(通常の大腸ESDでは退院)
  - 右下腹部の圧痛, 自発痛ともにほぼ消失(違和感程度)
- 第5病日
  - 腹部症状なし

- ▸ 血液検査：WBC 3,500/μL, CRP 3.5mg/dL
- ▸ 食事：易消化5分粥開始
- 第6病日
  - ▸ 抗菌薬中止
- 第7病日
  - ▸ 退院

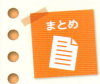

- ▸ 本例では，術中に穿孔が起こったものの，腹満の訴えやバイタルサインに変動がなかったことから上級医に手代わりしESDを継続した．また，患者の容態に変化がなかったことからすぐに穿孔部の縫縮は行わず，病変を切除した後で穿孔部および潰瘍底を完全に縫縮する方針とした．
- ▸ 術後数日間は発熱および右下腹部に限局した圧痛が認められたが，潰瘍底をクリップで完全に縫縮したことによって腹膜炎の増悪はなく，保存的加療で良好な経過を得ることができた．
- ▸ 先発術者の経験症例数も約250例と初学者レベルではなかった．しかし，虫垂開口部の近傍が全体に線維化をきたしており，至適剥離層を認識困難であった．トラクションを用いたが線維化が強く粘膜下層がほとんど存在していなかったので，粘膜下層が引き延ばされず筋層が粘膜下層のように牽引されてしまった．その引き上げられた筋層を粘膜下層と誤って認識し，剥離するように切り裂いてしまったので，大きく穿孔してしまった．上級医は剥離層を一段浅く取り直し，線維化の粘膜下層を剥離し直していった．

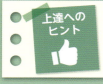

- ▸ 先に穿孔部の縫縮を行うことで病変の切除が困難となる可能性が十分にあるため，患者のバイタルや状態を確認し，どのタイミングで穿孔部の縫縮を行うかを適切に判断する必要がある．

Section 2 遅発性穿孔

遅発性穿孔はまれであるが，重篤な状態となる．そのためESD後は患者背景，病変サイズに関わらず腹部症状，発熱等のバイタルサインなどをもとに慎重に経過観察する必要がある．遅発性穿孔を疑えば積極的に血液・画像検査を進め，外科手術のタイミングを逸しないようにしたい．

特徴

- 遅発性穿孔はきわめてまれで頻度は0.1〜0.4%と報告されている[1,2]．その多くは術後24時間以内に発症する．発症した場合は重篤な状態となる．急激な発熱，反跳痛や筋性防御を伴う腹痛を認めることがほとんどで，多くは緊急手術の適応となる．一方，症状のみでは遅発性穿孔と限局性腹膜炎と鑑別が難しい場合もあり，可及的すみやかに採血検査，CTを行い，穿孔や膿瘍形成などを確認しなければならない．

Comment　術後生活での予防策として，排便時のいきみ，飲酒，運動などが関与することを患者へ術前に十分に説明しておく必要がある．

原因

- 考えられる原因としては，術中の過凝固・筋層損傷が挙げられる．術中の筋層損傷に関してはやむを得ない場合もあるが，過凝固についてはある程度予防できると思われる．術中の出血点を正確に同定しピンポイントで止血し，また剝離中は基本的に切開モードを用いることで潰瘍面への熱変性を減らすことができる．

対処方法

Point
- 潰瘍面の状態は？
- 縫縮するかどうか．その方法は？

- 筋層を損傷した場合，過凝固をした部位には，予防的にクリップすることが望ましい．経験的には，虫垂開口部を含めた盲腸は脂肪も多い一方で，粘膜下層もやや薄く，筋層自体はまばらな印象である．緊急で処置をすることも簡単ではないため，この部位には特に注意して穿孔対策を行うことが望ましい．
- 全縫縮するか否かは賛否の分かれるところであるが，穿孔リスクが高いと判断した場合には可能な範囲で縫縮することが望ましいと考える．部分的な縫縮であっても，潰瘍面のテンションを軽減できるため，全縫縮が難しい場合は，筋層損傷部位・その近傍だけでも縫縮を試みる．

縫縮のコツと代替法

- 縫縮では健常粘膜から健常粘膜を縫縮することが望ましい．このほか，デバイスの先端で小穴を作成しそこにクリップを引っかけ縫縮しやすくする方法[3]（図1）や，PGAシートの有効性[4]などが報告されている．

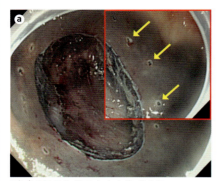 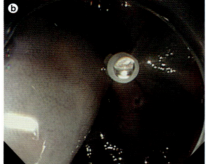 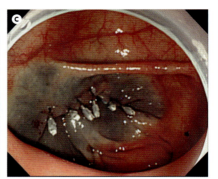

| a デバイスの先端で小穴を作成する | b その小穴にクリップを引っかける | c 縫縮しやすくなる |

図1 縫縮のコツ

症例17 遅発性穿孔に注意するべき症例

治療の実際

症例 S状結腸，35mm，IIc
（放射線性腸炎後）
使用スコープ GIF-Q260J
使用デバイス DualKnife

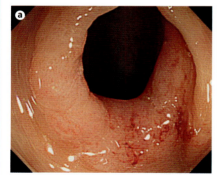 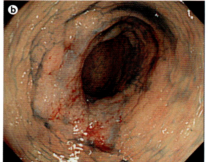 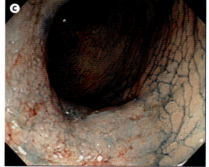

a 白色光．3/4周性のIIc病変
b インジゴカルミン散布で浅く陥凹していることがわかる
c 陥凹部（明らかな深い陥凹はない）

図2 病変

治療結果

治療時間 140分
偶発症 なし
病理 35×30mm，Tis，ly0，v0，pHM0，pVM0

- 放射線性腸炎の影響で管腔も窮屈で硬く，また粘膜下層もほとんど残っていない状態での処置となった．
- 明らかな筋層損傷や穿孔なく終了したが，亜全周切除でもあり縫縮が困難であった（2013年の症例）．

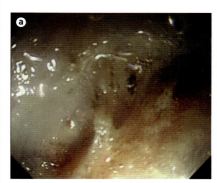
粘膜下層はほとんどが高度線維化（放射線性腸炎による）

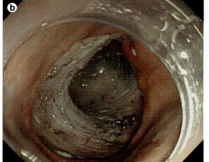
明らかな穿孔なく終了

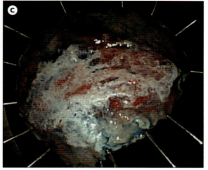
切除標本

図3 治療中の内視鏡画像および切除病変

術後経過

- 経過表を図4に示す．

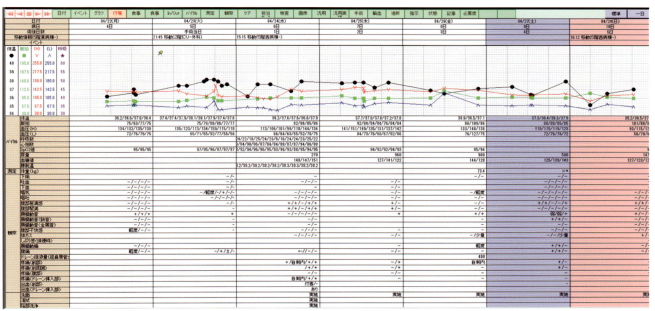

図4 経過表

- **術当日**
  - 18時45分：ESD終了し，帰室．腹部全体に軽度疼痛あるも30分後消失
  - 21時45分：嘔気軽度
- **術翌日**
  - 朝の体温37.4℃，嘔気軽度のみで腹痛なし．WBC 1200/μL，CRP 0.24mg/dL
  - 17時10分（術後23時間）：体動時（「よっこいしょ」と手すりに手をかけて起き上がろうとした際）に急に臍周囲，手術痕近傍に強い自発痛を認め，診察依頼．その際，38℃の発熱，同部に反跳痛・筋性防御を認めた．WBC 12,500/μL，CRP 3.85mg/dL
  - 17時51分：単純CT撮像（図5）し，切除部位周囲に空気（free airなし），脂肪織濃度上昇，中等量の腹水を認めたため外科相談．腹痛出現から約5時間後，緊急手術となった

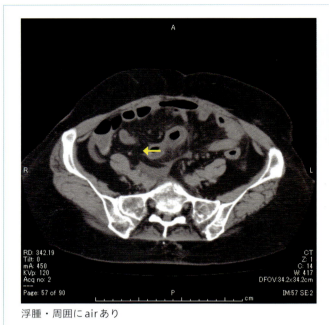
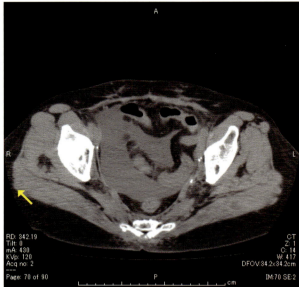

浮腫・周囲にairあり　　　　骨盤内に腹水

図5 単純CT

手術内容（抜粋）

- 開腹手術．腹腔内にはやや混濁した腹水を多量に認めた．
- 子宮頸癌治療後（放射線治療後，手術）の影響か，腸管 - 腸管や大網 - 腹壁の癒着を認めた．ESD施行部はベラークで覆われ菲薄化した潰瘍部の漿膜面に小腸が癒着していた．同部でのmicro perforationと考えられた．穿孔部を含めた腸管を10cmほど切除（D1 + α）（図6）．横行結腸に一時的人工肛門造設．

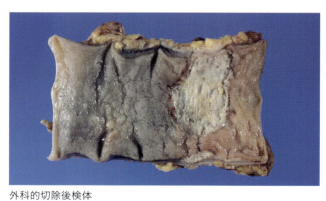
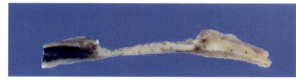

外科的切除後検体　　　　明らかな肉眼的な穿孔なし

図6 切除病変

- 術後22日
  ▶ 退院

反省

- 本症例は，既往に放射線性腸炎後があり粘膜下層が菲薄化，かつ高度な線維化をきたしていた症例であった．
- 明らかな術中穿孔は認めなかったが，術中の処置による筋層への熱変性は想定できたため，遅発性穿孔を予防するために本来であれば縫縮などの処置を行いたかったが，亜全周切除である点，屈曲部で襞跨ぎであった点からクリップによる縫縮という手段をとることが困難であった．
- 最終的に臨床症状，CT所見から緊急手術を選択した．手術標本では明らかな穿孔部は認めなかったが，漿膜面が菲薄化していたとの病理所見から，手術をせずに経過観察をした場合にはさらに大きな穿孔をきたしていた可能性も否定できない．
- 打開策があるとすれば，術直後からの予防的抗菌薬投与，縫縮困難例に対してはPGAシート貼付も検討すべきかもしれない．

症例 18　遅発性穿孔の予想が難しい症例

治療の実際

症例 上行結腸，45mm，LST-G（H）
使用スコープ PCF-Q260J
使用デバイス DualKnife

- 術者は熟達者で，通常通りのESDであった（図7）．術中穿孔，筋層露出は認めなかった．

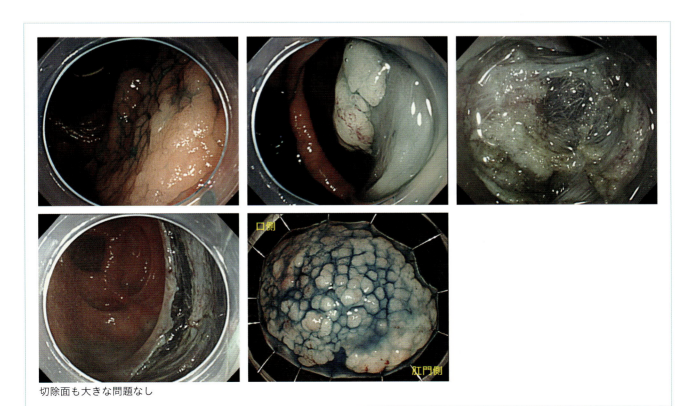

切除面も大きな問題なし

図7 治療中の内視鏡画像および切除病変

治療結果

- 治療時間 27分
- 偶発症 なし
- 病理 50×38mm, Tis, ly0, v0, pHM0, pVM0

術後経過

- 経過表を図8に示す．

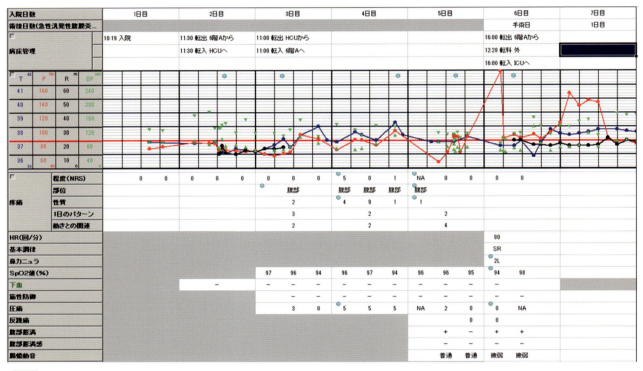

図8 経過表

- 術当日
  - 89歳と高齢であり，ESD後は高度治療室（high care unit：HCU）入室とした
  - ESD直後は，腹痛や発熱などの異常所見は認めなかった
- 第1病日
  - 朝の診察時，右側腹部の軽度の圧痛と37〜38℃の発熱，血液検査ではWBC 8,100/μL，CRP 2.1mg/dLを認めた．通常のESD後の反応性の所見と判断し，抗菌薬〔ドリペネム水和物（フィニバックス®）〕投与で経過観察とした
- 第2病日
  - 体温37.6℃．腹痛はやや改善．夜間せん妄を認めた
- 第3病日
  - 解熱し，腹痛も改善し，茶色排便あり．不穏状態が続く
- 第4病日
  - 5時15分：血圧72/52mmHg，PR 180/分．自覚症状や腹痛なし
  - ECG上，HR 170/分台の発作性上室頻拍を認め，ATP製剤使用．そのときの採血でWBC 5,100/μL，CRP 22.3mg/dLと高度炎症反応を認めたため，腹部X線および単純CT（図9）を施行したところ腹腔内遊離ガス（図9黄矢印）と肝周囲に腹水貯留（図9赤矢印）を認め，遅発性穿孔および汎発性腹膜炎の診断となり，頻脈出現から約7時間後，緊急手術となった

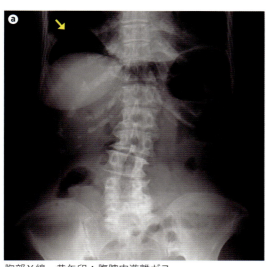
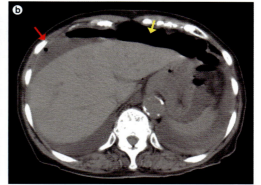

胸部X線．黄矢印：腹腔内遊離ガス

単純CT．赤矢印：腹水貯留，黄矢印：腹腔内遊離ガス

図9 画像診断

手術内容

- 開腹手術（図10）．開腹するとすぐに多量の汚染腹水を認めた．穿孔部は上行結腸のピンホール大の小さな孔であった．
- 回腸人工肛門造設を検討していたが，高齢であること，認知機能の問題などにより人工肛門管理は困難と判断し，十分に洗浄したうえ，縫合閉鎖の方針とした．
- 穿孔部は縫合処理し，大網を覆う形で固定．

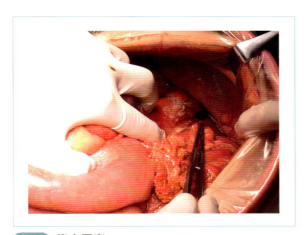

図10 術中写真

- 術後16日目
  ▶ 遺残膿瘍を認めたが，抗菌薬治療で改善
- 術後30日目
  ▶ 退院

反省

- 本症例は，通常症例で術中筋層損傷もなく，術時間も短時間であり術中・術直後に遅発性穿孔を予想することは難しいと思われる．
- 翌日の発熱と，炎症反応がやや高値である点でpost ESD coagulation syndrome（PECS）をきたしていた可能性は否定できない．
- PECSは女性，右側結腸に多いという既報にも合致する症例であった[5]．ただ，なぜPECS，または遅発性穿孔をきたしたのか，明らかな原因は同定できなかった．
- ESD中の動画を見直しても穿孔などを疑う処置もなく，術後はHCU管理となっていたため，看護にも問題があったとは考えにくい．
- 本症例は，翌日の腹痛・炎症反応軽度高値の状況で抗菌薬治療を開始していた．PECSをきたした時点で抗菌薬を投与すべきかが議論となるが，postpolypectomy syndromeは潰瘍面の感染とは異なるとの報告[6]があり，現時点でPECS時の抗菌薬の予防効果，遅発性穿孔との因果関係についてはcontroversialである[7]．
- 本症例の教訓とすべき項目は"遅発性穿孔≠急激な腹痛"という事実である．ただ，本症例は腹痛は軽度であったが，術翌日からせん妄状態となっていたことから，この時点で微小な穿孔をきたし抗菌薬治療で少し改善したがその後再燃した，というエピソードであった可能性がある．いずれにしても，高齢で，非典型的な経過・症状であった．

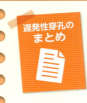

遅発性穿孔のまとめ

- 遅発性穿孔は患者背景，病変の局在，サイズに関わらず起こりうる重篤な偶発症であり，いかなる症例であっても術前のインフォームドコンセントを十分に行っておく．
- 現時点では遅発性穿孔の明らかな原因は不明であるが，術中は筋層を損傷させないことが予防として重要であり，損傷が疑わしい部位があれば穿孔がなくてもクリッピングなどで補強しておくことも重要であるかもしれない．
- ESD後は，腹部症状や血液検査異常などに注意し，高熱，強い腹部症状の際にはCTを含めた迅速な画像検査を行いつつ，外科手術を視野に入れたコンサルテーションを行わねばならない．
- 高齢者などでは，非典型的な症状での発症があることも知っておく必要がある．
- 今後さらに症例を蓄積し，遅発性穿孔の原因，予兆（PECSとの関連性），予防法（縫縮，抗菌薬など）が明らかになることを期待したい．

引用文献

1) 藤城光弘, 田中信治, 斎藤豊ほか. 大腸ESDデータ検討委員会中間報告：先進医療として施行された大腸ESDの有効性と安全性に関する多施設共同研究（前向きコホート研究）. Gastroenterol Endosc 2015; 57: 1411-1426.
2) Saito Y, Yamada M, So E et al. Colorectal endoscopic submucosal dissection: Technical advantages compared to endoscopic mucosal resection and minimally invasive surgery. Dig Endosc 2014; 26: 52-61.
3) Otake Y, Saito Y, Sakamoto T et al. New closure technique for large mucosal defects after endoscopic submucosal dissection of colorectal tumors (with video). Gastrointest Endosc 2012; 75: 663-667.
4) Tsuji Y, Ohata K, Gunji T et al. Endoscopic tissue shielding method with polyglycolic acid sheets and fibrin glue to cover wounds after colorectal endoscopic submucosal dissection (with video). Gastrointest Endosc 2014; 79: 151-155.
5) Arimoto J, Higurashi T, Kato S et al. Risk factors for post-colorectal endoscopic submucosal dissection (ESD) coagulation syndrome: a multicenter, prospective, observational study. Endosc Int Open 2018; 6: E342-E349.
6) Min BH, Chang DK, Kim DU et al. Low frequency of bacteremia after an endoscopic resection for large colorectal tumors in spite of extensive submucosal exposure. Gastrointest Endosc 2008; 68: 105-110.
7) Hirasawa K, Sato C, Makazu M et al. Coagulation syndrome: Delayed perforation after colorectal endoscopic treatments. World J Gastrointest Endosc 2015; 7: 1055-1061.

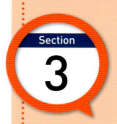

Section 3 後出血

大腸ESD後出血の多くは治療を要さない．逆に止血処置を積極的に行うことで遅発性穿孔のリスクとなることがあるため，前処置および緊急処置を行うかどうかの判断は慎重に行う必要がある．重要なのは血便の回数とその量を聴取すること．実例とともに止血方法のポイントを解説する．

特徴

- 後出血の定義は「内視鏡的止血術を必要とするもので，治療の前後でHb 2g/dL以上の低下あるいは顕性の出血を認めたもの．多少便に血が混じる程度の少量の出血はこれに含めない」とある（「大腸ESD/EMRガイドライン」）[1,2]．
- 後出血の頻度は1.5〜8.1％[3,4]．術後数日以内から1週以内に多いが，10日前後までは後出血の可能性がある．直腸病変は比較的頻度が高い[4]．

Comment

前処置を行うかどうかについては下記の通り．
・食事開始前，直腸〜S状結腸の病変，ESD後潰瘍面が不安定（筋層損傷など）
　⇒浣腸等の簡易処置，または前処置なし
・食事開始後で，深部結腸，ESD後潰瘍面が安定した状態
　⇒PEG（ポリエチレングリコール）製剤などによる前処置を検討

原因

止血処置不十分

- 大腸ESDでは，直腸や肛門周囲の静脈層，サイズの大きな隆起性病変を除いて術中に止血に困るほどの出血をすることは少ない．術中に適宜，止血をする．出血の多かった血管については，術直後に止血追加やクリップを併用する以上に，術直後潰瘍に積極的な止血処置は不要であることがほとんどである．逆にいえば，上記の点をおろそかにすれば後出血リスクは増えると考えてよい．

抗血栓薬

- 抗血栓薬を継続したままでのESDによる出血リスクについてはまだ議論が残っているが[5]，休薬した場合には，早期再開が望ましい．

対処方法

Point
- 患者のバイタルサイン，腹痛・腹満の程度は？
- 自然止血を待つか，緊急内視鏡か．抗血栓薬はどうする？

- まずは，バイタルサインの変化や腹痛・腹満の状況など，患者の状態を確認することが重要である．
- バイタルサインに変化があれば，外液輸液が基本．Hb値によっては輸血も検討する．凝固機能

異常の確認，抗血栓薬の有無についても確認．
- 経験的には，"中等量以上のフレッシュな血便が5回以上"や"1時間以内にナマコのような塊の便が3回以上"認められた場合には止血処置を検討している．逆にいえば，1日4～5回の便器が赤くなる程度の血便は経過観察としている．

止血方法のコツ

- CO_2送気，water jet付き，フードを付けたスコープを挿入する．コツは下記の通り．
    ①出血点をピンポイント露出
    ②出血点が血液で沈まないように体位変換を考慮
    ③止血鉗子であれば過凝固に注意
- 柔らかい潰瘍面の状態であればクリップ，または止血鉗子（soft 80Wなど）．
- 硬い潰瘍面であれば，止血鉗子がベター．
- クリップで止血を行う場合には，腸管を脱気気味にして血管を把持する．クリップによって筋層を割かないように注意する．

症例 19 後出血

治療の実際

症例 下部直腸（Rb），65mm，Ⅱa
使用スコープ GIF-Q260J
使用デバイス DualKnife

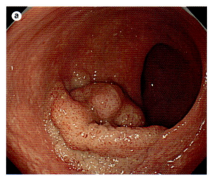
白色光

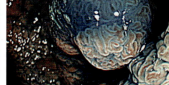
インジゴカルミン近接像

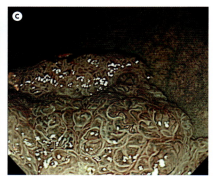
NBI弱拡大像

図1 病変

治療結果

- **治療時間** 135分
- **術者** トレイニー
- **偶発症** なし
- **病理** 64×55mm，papillary adenocarcinoma，ly0，v0，pHM0，pVM0

- 大腸ESD経験がほとんどないトレイニーが術者で，術時間もかかっている．
- 直腸病変で術中に出血も多かったため，切除直後に潰瘍面の血管にクリップし終了．

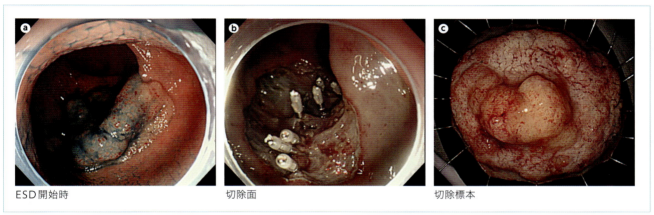

ESD開始時　　　　切除面　　　　切除標本

図2 治療中の内視鏡画像および切除病変

術後経過

- 経過表を図3に示す．

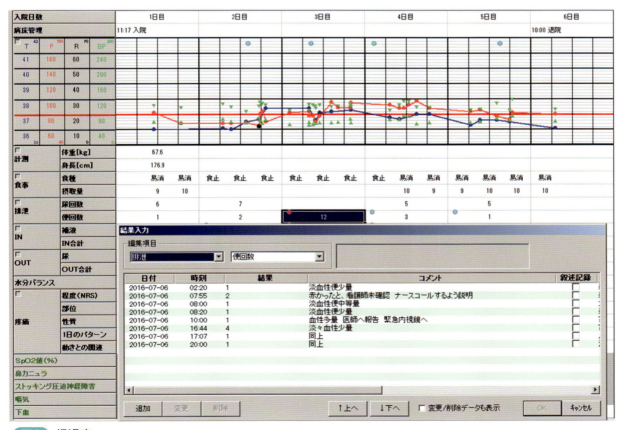

図3 経過表

- 術翌日
  - 深夜2時20分に初回出血（少量），その後合計5回目の血便が大量
  - 血圧90/54mmHg，WBC 14,200/μL，CRP 1.2mg/dL
  - Hb 15.6g/dL（入院前）⇒14.3g/dL（当日）
  - 緊急内視鏡施行（図4）．出血は湧出性出血部を同定しクリップにて止血

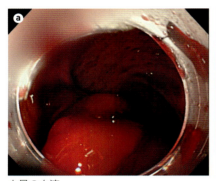 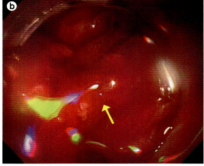 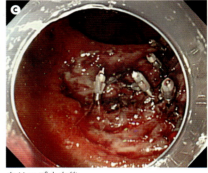

a 大量の血液　　b 露出血管からの湧出性出血　　c クリップ止血後

図4 緊急内視鏡施行中の画像（術翌日）

- 第2病日
  - 血圧90/66mmHg，血便なし．昼から食事開始
- 第4病日
  - パス通り退院
- 第8病日
  - 14時：再出血あり来院．血便（便器いっぱい），血圧128/80mmHg，外液開始
  - Hb 14.1g/dL．GE 150mLで緊急内視鏡（図5）
  - 最初はクリップをトライするも無効で，大腸用コアグラスパー（soft 80W）で止血
  - その後帰宅とし，外来通院とした．その後，再出血なし

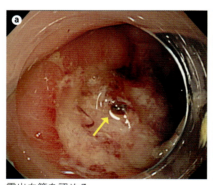 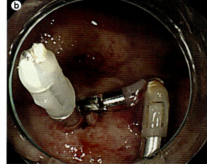 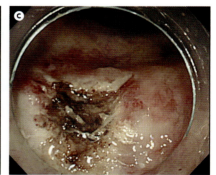

a 露出血管を認める　　b 第8病日で潰瘍面も硬くクリップ困難　　c 焼灼止血により止血を得られた

図5 緊急内視鏡施行中の画像（第8病日）

反省

- 直腸病変，特にRbは血管も多く，出血リスクが比較的高い部位である．術者が大腸ESD 5例未満のトレイニーであり，術中・術後の止血処置が甘かったという可能性は否定できないが，術直後には予防的にクリップも複数個行っているにも関わらず出血をきたした．
- 術後の止血処置のワンポイントアドバイスとして，闇雲に止血するのではなく，術中に出血が多かった部位を覚えておくことで，同部位に予防的クリップや焼灼止血を効率的に行うことができる．
- 太い静脈のすぐそばに動脈が隠れていることがある．しかし，動脈は白く見つけづらい．そのため，太い静脈を見つけた場合には「動脈が並走しているかも」と予想し，止血処置を検討する．

まとめ

- 術翌日，そして退院後にも再出血をきたした症例である．
- 直腸病変では出血のイベントが血便という形で出やすい．一方で深部結腸となれば少し遅れて出てくることが予想される．
- 本症例でもそうだがHb値はあくまで目安であり，重要なのは血便の回数とその量を聴取することである．バイタル等に変動がないならば，便器一面赤くならない程度は放置でOK．「"1時間に5回以上の血便"または"ナマコのような塊の便"が出たときは緊急内視鏡」という目安にしている[6]．
- 一方で，どこまで自然止血を期待できるかは，「術中にいかにしっかり止血ができているか」「良い層で剥離できたか（血管は病変側へ付ける）」に影響を受けている可能性がある．その点では，術中の手技が不安であれば，緊急内視鏡を行うハードルをもう少し下げる必要があると思われる．
- 止血方法は，直後であればクリップでも止血鉗子でも可能であるが，時間が経過すると潰瘍面が硬くなりクリップでは難しくなる．その場合には，止血鉗子で処置を行うこととする．

引用文献

1) Tajiri H, Kitano S. Complications associated with endoscopic mucosal resection: definition of bleeding that can be viewed as accidental. Dig Endosc 2004; 16: S134–S136.
2) 田中信二，樫田博史，斎藤豊ほか．大腸ESD/EMRガイドライン．Gastroenterol Endosc 2014; 56: 1598-1617.
3) Saito Y, Uraoka T, Yamaguchi Y et al. A prospective, multicenter study of 1111 colorectal endoscopic submucosal dissections (with video). Gastrointest Endosc 2010; 72: 1217-1225.
4) Ogasawara N, Yoshimine T, Noda H et al. Clinical risk factors for delayed bleeding after endoscopic submucosal dissection for colorectal tumors in Japanese patients. Eur J Gastroenterol Hepatol 2016; 28: 1407-1414.
5) Arimoto J, Higurashi T, Chiba H et al. Continued Use of a Single Antiplatelet Agent Does Not Increase the Risk of Delayed Bleeding After Colorectal Endoscopic Submucosal Dissection. Dig Dis Sci 2018; 63: 218-227.
6) Chiba H, Ohata K, Tachikawa J et al. Delayed Bleeding After Colorectal Endoscopic Submucosal Dissection: When Is Emergency Colonoscopy Needed? Dig Dis Sci. 2018 [Epub ahead of print]

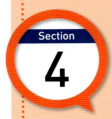

狭窄

全周切除は，手術の侵襲度・機能温存を考慮し原則的な対象は直腸病変と考える．健常粘膜が残っている亜全周切除までであれば，排便管理を行うことで重篤な腸閉塞をきたすことはまれである．直腸病変では，狭窄予防のためにステロイド局注・坐薬，バルーン拡張が報告されているがその有効性はさらなる検討が必要である．

特徴

- 本稿では，内視鏡切除後狭窄とは，臨床症状によらずスコープの通過が困難，または通過しないものとする．
- スコープ通過に関しては，実際には全周切除の全周狭窄例を除けば，蠕動，便汁・糞便による目に見えない拡張作用の効果で重篤な腸閉塞にまで至ることは少ない[1]．緩下剤などで排便管理をしつつ，排便状態を問診することが重要である．直腸病変に対する予防的なステロイド坐薬の有効性が報告されている[2]．

狭窄リスク～直腸以外の全周性病変は？

- 周在性90％以上の切除となった場合は狭窄をきたす可能性がある[3]．部位としては，術後の機能温存という点で直腸以外の結腸ではその恩恵は少ない．一方，回盲弁の全周除における狭窄リスクについては議論が残されている[4]．
- 実際に当施設でも全周切除を数例行ったが，いずれも切除後狭窄をきたさなかった（図1）．回腸末端・盲腸付近では便に水分が多く含まれていることも一因である可能性がある．
- ただ，ESD手技そのもののリスクも高いため，習熟した手技をもつ経験豊富な施設でのみ許容されると思われる．

対処方法

- 少しでも正常粘膜を残す．
- 緩下剤など下剤を術後から併用し，狭窄症状が出る前に予防的なブジー・拡張を検討．
- 直腸病変ではステロイド坐薬，用指ブジー（特に肛門にかかる病変）を検討．

- 大腸腫瘍であれば境界が不明瞭であることはまれであるため，巨大病変では病変境界から1mm程度を丁寧に切開し，可能な範囲で正常粘膜を残すことが重要．
- 狭窄リスクの高い直腸亜全周以上の症例では，緩下剤を併用しつつ外来受診とし，狭窄症状を聴取する．完全狭窄してからではバルーン拡張のリスクも上がるため，予防的にスコープブジーやバルーン拡張術を検討する．
- 現時点でステロイドの局注・坐薬の有効性は不明であるが，有効例も報告されている[2]．用指ブジーは外来でも行えるため簡便性は高い．具体的には狭窄が強ければキシロカインゼリーを用いて，第5指開始，その後第2～4指，そして第1指，という方法である．

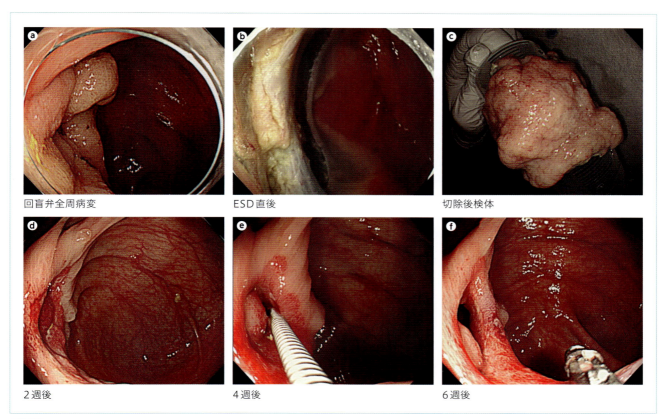

図1 全周病変と切除後の経過

注意する点

- 全周切除の場合，狭窄後に腸閉塞，閉塞性/虚血性腸炎をきたす可能性もあるため，外来フォロー間隔は潰瘍底の閉鎖に伴って間隔を短くしながら，最初は2週間程度で受診してもらう．
- バルーン拡張術での穿孔のリスクが高いもの，難治例では手術を考慮する．

症例20 狭窄①

治療の実際

- **症例** 直腸，65mm，Isp+IIa
- **使用スコープ** GIF-Q260J
- **使用デバイス** DualKnife

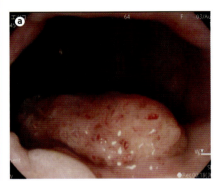
白色光

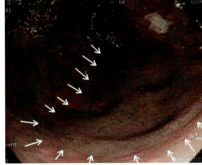
病変範囲

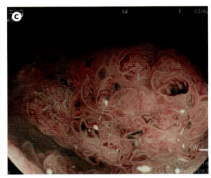
i-scan（OE mode 1）弱拡大像

図2 病変

治療結果

- **治療時間** 170分
- **偶発症** なし
- **病理** 85×55mm，papillary adenocarcinoma，T1（Ip部：head invasion），ly0，v0，pHM0，pVM0（複数の病理医と相談し，治癒切除の判定）

- 4/5周切除．治療後に潰瘍面にトリアムシノロンアセトニド（ケナコルト-A®）80mg局注を行った．

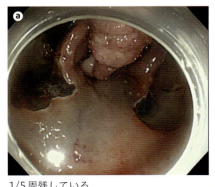
1/5周残している

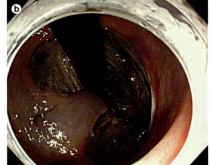
4/5周切除

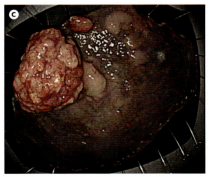
切除標本

図3 治療中の内視鏡画像および切除病変

術後経過

- 経過表を図4に示す．

図4 経過表

入院日数			1日目			2日目			3日目			4日目			5日目			6日目
病床管理			11:09 入院															10:00 退院
計測	体重[kg]		43.8															
	身長[cm]		152.4															
食事	食種		易消		食止	食止	食止		食止	食止	食止	食止	易消	易消	易消	易消	易消	易消
	摂取量		10									10	10	9	10	9	9	9
排泄	尿回数		4			6			10			12			8			
	便回数		0			9			3			1			1			
IN	補液		10			500			2481.2			500						
	IN合計		10			500			2481.2			500						
OUT	尿																	
	OUT合計																	
水分バランス			10			500			2481.2			500						
疼痛	程度(NRS)		0	0	0	0	0	0	0	0	0	0	0	0	0	0
	部位																	
	性質																	
	1日のパターン																	
	動きとの関連																	
下血						−			−			−			−			−
★その他					リンデロン座薬開始													
★清潔									/									
SpO2値(%)					95	98		96	98	99								
HR(回/分)						76												

- 治療後
  ▶ ベタメタゾン（リンデロン®）坐薬1.0mg，2回/日，7日分
- 術当日
  ▶ リンデロン®坐薬1.0mg，2回/日＋センノシド（プルゼニド®）2錠
- 第2病日
  ▶ ⇒血圧90/66mmHg，症状：血便なし．昼から食事（パス通り）
- 第4病日
  ▶ 予定通り退院
- 治療後約1か月間
  ▶ リンデロン®坐薬と下剤は継続
- 2か月後
  ▶ 大腸内視鏡フォロー．再発なし，浅い潰瘍残存も徐々に瘢痕傾向．口側の正常大腸にも閉塞を疑うような炎症性変化なし（図5）
- 半年後
  ▶ 下部消化管内視鏡検査（colono scope：CS）．再発なし，潰瘍も消失し瘢痕化している（図6）

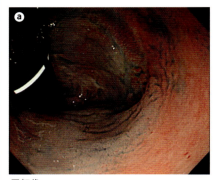 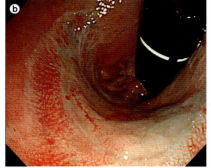 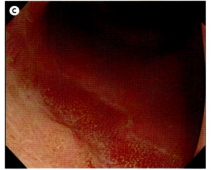

a 反転像　　　　　　　　　　b 反転像　　　　　　　　　　c 口側の大腸は炎症なし

図5 2か月後の大腸内視鏡

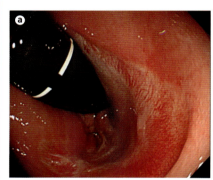 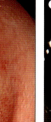 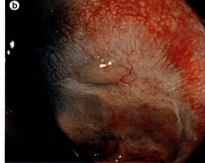 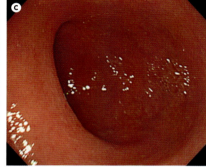

a 反転像　　　　　　　　　　b 潰瘍も消失し，瘢痕化　　　　c 口側には閉塞所見なし

図6 半年後の大腸内視鏡

Column

足は"大の字に"

　本書では，特に重力を用いたカウンタートラクションの重要性を説明しています．そのためには体位がポイントとなります．

　仰臥位のときの患者さんの足はどのポジションがベストでしょうか？　大腸内視鏡挿入時の仰臥位の際，足を組ませる施設も多いと思われます．短時間であればそれも大きな問題になりませんが，ESDでは長時間にわたりその体位を強いることになり，特に鎮静がかかった状態ではより厳しく，また高齢者では膝を曲げ続けることさえ難しいこともあります．

　当施設では，大腸内視鏡検査の際から，仰臥位の時には，足は倒して大の字に広げる"足をパー"，ポジションとしており，その足の間でスコープ操作を行います．体外ループもその中で行います．初めは違和感があるかもしれませんが，普段の検査の時から慣れておけば，これがいかに楽で患者にとっても無理がないか実感できます．

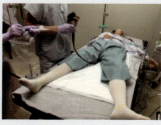 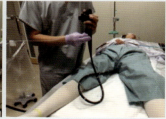

左：足がパーポジション（ハの字）となっている
右：足が大の字にしっかり広げることで，その間でも体外ループを作ることができる

（千葉秀幸）

症例 21 狭窄②

治療の実際

- **症例** 全周性直腸腫瘍（Rab），130mm，Ⅱa
- **使用スコープ** GIF-Q260J
- **使用デバイス** DualKnife

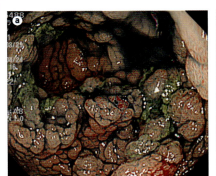
インジゴカルミン散布像

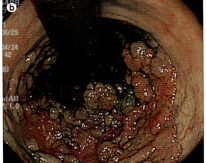
反転像．全周性病変

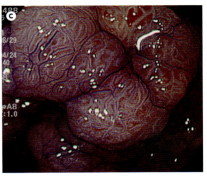
pitはⅣ〜V_1軽度不整

図7 病変

治療結果

- **治療時間** 220分
- **偶発症** なし
- **病理** 126×93mm，tub1，Tis，ly0，v0，pHM0，pVM0，治癒切除

- トンネル法を用いて，長径約10cm全周切除となった．

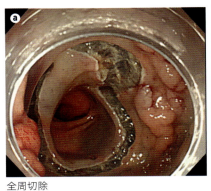
全周切除

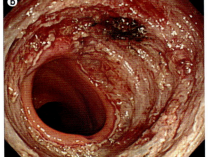
切除面

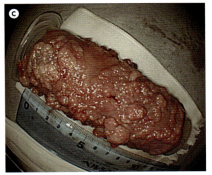
切除標本

図8 治療中の内視鏡画像および切除病変

術後経過

- 経過表を図9に示す．

入院日数	1日目			2日目			3日目			4日目			5日目			6日目			7日目		
病床管理	11:05 入院																		15:00 退院		

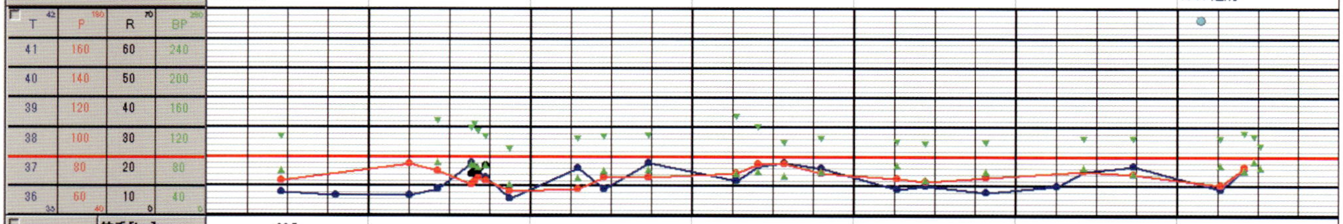

計測 体重[kg]		69.5																			
計測 身長[cm]		168.6																			
食事 食種		易消	易消	食止	食止	食止	食止	食止	食止	食止	易消	易消	易消	易消	易消	易消	易消	易消	易消	易消	
食事 摂取量		10	10								10	10	10	10	10	10	10	10	10	10	
排泄 尿回数		5						10			6			9			4				
排泄 便回数		1			3			10			3						2				
IN 補液					500			2502			500										
IN IN合計					500			2502			500										
OUT 尿																					
OUT OUT合計																					
水分バランス					500			2502			500										
疼痛 程度(NRS)		0	0	0	0	0	0	0	0	0	1	0	0		0	0	0	0	0	0	
疼痛 部位											その他										
疼痛 性質										9	9										
疼痛 1日のパターン											1										
疼痛 動きとの関連											4										
SpO2値(%)					98	94															
鼻カニュラ					2L	1L	OFF														
ストッキング圧迫神経障害					−	+	−	−	−												
嘔気					−	−	−	−	−	−	−	−									
下血					−	−	−	+	+	+	+	−	−	−	−	−	−	−			

図9 経過表

- **第1病日**
  - 血便あるも経過観察．WBC 7700/μL，CRP 1.3mg/dL，Hb 14.6g/dL
- **第2病日**
  - ベタメタゾン（リンデロン®）坐薬 0.5mg 1錠開始．パス通り食事開始
- **第5病日**
  - 大腸内視鏡後（狭窄なし），退院（図10b）
- **術後16日目**
  - 外来受診．症状は，退院後から少量の排便が1日40～50回くらい
  - リンデロン®坐薬 1.0mg 1錠/日開始
- **術後19日目**
  - フォロー内視鏡目的での下剤で発汗，腹部膨満あり，緊急入院となった
  - WBC 11,900/μL，CRP 0.73mg/dL，Hb 14.6g/dL
  - 絶食，補液，酸化マグネシウム（マグラックス®）3錠3×開始
- **入院後第2病日**
  - アミドトリゾ酸ナトリウムメグルミン（ガストログラフィン®）注腸（狭窄2.5～3cm）
- **入院後第4病日**
  - 内視鏡的バルーン拡張術（endoscopic balloon dilation：EBD）①（図10c）
- **入院後第5病日**
  - 退院
- **術後30日目**
  - 潰瘍面にトリアムシノロンアセトニド（ケナコルト-A®）80mg（＋蒸留水14mL）3mL局注

- ▶ EBD②（図10d）
- 術後32日目
  - ▶ 症状改善なし．15回/日 排便
- 術後36日目
  - ▶ 本人と相談し手術の方針となった
- 術後43日目
  - ▶ EBD③（図10e）
- 術後50日目
  - ▶ EBD④（図10f）
- 術後61日目
  - ▶ 手術．腹腔鏡下低位前方切除（一時的小腸人工肛門造設術）
- 約半年後
  - ▶ CSフォロー，問題なし

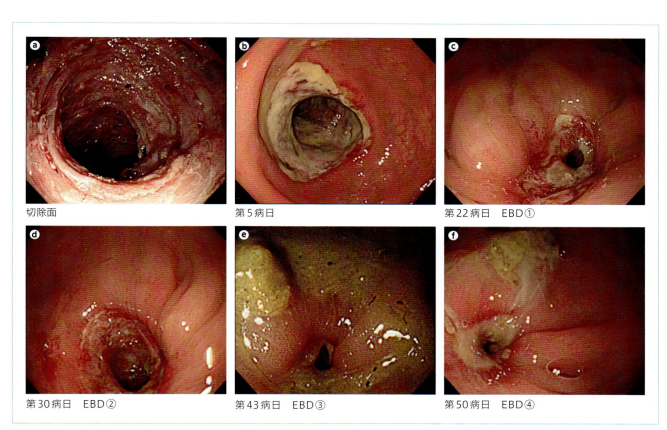

図10 術後内視鏡

a 切除面　b 第5病日　c 第22病日　EBD①
d 第30病日　EBD②　e 第43病日　EBD③　f 第50病日　EBD④

反省

- 大腸ESDは亜全周切除であっても軽度の狭窄に留まることがほとんどで，Abeらの直腸全周病変に対するESDもその後バルーン拡張術を行わずに無症状であったと報告している[1]．しかし，**症例㉑**ではステロイド坐薬や内視鏡フォローを厳密に行ったが，強い狭窄と頻回の下痢を認め最終的に手術選択を希望する結果となった．この原因としては，直腸の中でも部位〔下部直腸（Rb）や直腸S状部（Rs）など，襞を跨ぐ本数など〕，切除の長軸径，潰瘍面への凝固ダメージの違い[5]などが考えられる．今後，さらなる症例の蓄積が必要である．

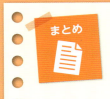

まとめ

- 大腸ESDではその臓器特性上，症状を有するような高度な狭窄はまれである．
- 臨床的には，図1で示したような回盲弁全周切除では狭窄は軽度であった一方で，**症例㉑**のような直腸全周切除例では，内視鏡的解除が困難な高度狭窄をきたすことも経験された．
- 臨床的には，全周切除の適応となる病変も少なく，また臓器温存という観点では直腸以外ではその利点は少ないと思われる．
- そのうえで，治療を検討する場合には十分な経験・マネージメントが可能な施設で施行されるべきであり，当然であるが，現時点では狭窄リスクの正確な予想は困難であるため，術前より十分なインフォームドコンセントを行わねばならない．

引用文献

1) Abe S, Sakamoto T, Takamaru H et al. Stenosis rates after endoscopic submucosal dissection of large rectal tumors involving greater than three quarters of the luminal circumference. Surg Endosc 2016; 30: 5459-5464.
2) 三谷年史, 山田晃弘, 土門薫ほか. 広範囲切除後のマネージメント. 消内視鏡 2013; 25: 477-482.
3) Ohara Y, Toyonaga T, Tanaka S et al. Risk of stricture after endoscopic submucosal dissection for large rectal neoplasms. Endoscopy 2016; 48: 62-70.
4) Yoshizaki T, Toyonaga T, Tanaka S et al. Feasibility and safety of endoscopic submucosal dissection for lesions involving the ileocecal valve. Endoscopy 2016; 48: 639-645.
5) Arao M, Ishihara R, Tonai Y et al. Comparison of ENDO CUT mode and FORCED COAG mode for the formation of stricture after esophageal endoscopic submucosal dissection in an in vivo porcine model. Surg Endosc 2018; 32: 2902-2906.

Column 禁断の扉④　これが，モーゼ切り

　ESD中は，粘膜下層の線維を丁寧に，時には1本1本はずしていく姿勢が大事である．その一方で，スコープ操作が安定し，明らかに筋層とは平行な視野で，粘膜下層もふくよかな状況では，スコープとデバイスを固定し，スコープそのものを奥へ押しながら（内から外へ），凝固モードを踏みっぱなしにしてその発せられるスパークで一気に剥離をすることができる．ある程度のスピードでスコープを進めていかないと焦げてしまうため注意が必要である．

　あの，青い粘膜下層がみるみるうちに展開していく様，モーゼの十戒で海がばーっと開くイメージ（図）から"モーゼ切り"と名付けた．このモーゼ切りの素晴らしい点は，その展開スピード，層が一定になることである．当然筋層が正面にいる場合や，その可能性がある場合には禁忌であり，また，デバイス操作が熟達していない術者でも禁忌といってよい．禁忌ばかりじゃないか！　そうです，正直，表に出してよいかどうか悩むテクニックで，本文に載せるといろいろまずいことになるので，あえて避けた．裏ワザ中の裏ワザである．動画を見ていただくと，おそらく苦笑いするでしょう．

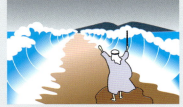

モーゼ「海よ割れよ！」

（千葉秀幸）

post ESD coagulation syndrome

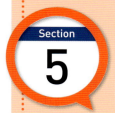

post ESD coagulation syndromeは腹痛，発熱，炎症反応上昇を伴う限局的な腹膜炎の状態であり，多くは対処療法で治癒する．現時点ではリスク因子，予防法が明らかでなく，遅発性穿孔との鑑別に苦慮することもある．画像検査を適宜行い，手術が必要な症例を見逃さないことが肝要である．

特徴

- 論文などでは "postpolypectomy coagulation syndrome"，"transmural burn" などさまざまなネーミングが用いられているが[1,2]，本稿ではpost ESD coagulation syndrome（PECS）を用いる．
- 本稿での定義としては，ESD中の腸管壁への熱凝固の結果，術後に腹痛・発熱，血液検査上で炎症反応を伴うが穿孔を伴わない限局性腹膜炎の状態とした．
- 頻度は施設間でも差があり，また定義もやや違いがあるが，約9〜14％と報告されている[2,3]．

risk factor[2,3]

①女性：痛み感受性の違いによるものか
②上行結腸・盲腸：左側結腸と比べ，右側結腸のほうが壁が薄いためか[4,5]
③40mm以上：潰瘍面のサイズ
④術時間90分以上：困難例が含まれ，凝固の影響が増える

対処方法

- 予防的抗菌薬は有効か？
- 予防的縫縮は有効か？

- ESD後の予防的抗菌薬についてはcontroversialであり[6,7]，当施設でも術前からの抗菌薬投与は行っていない．ただし，術中に明らかに穿孔によって腹腔内へ腸液が漏出した場合には，ESD中または直後から抗菌薬投与を開始することとしている．
- 術後に強い腹痛・高度炎症反応所見を認めた場合にも限局的な腹膜炎をきたしている可能性が高く，その後の遅発性穿孔のリスクを考慮し抗菌薬を開始することがほとんどである．ただし，その有効性については今後，前向き研究による評価が必要である

予防的縫縮

- クリップやOTSC（over the scope clip）などによる予防的縫縮が腹部症状・発熱を抑えるのに有効であるとの報告[8,9]がある一方で，本稿の提示例のように縫縮をしていても限局的な腹膜炎を呈する症例もあり，一定の見解が得られていないのが実情である．

注意する点

- PECSは多くの症例が禁食，抗菌薬，安静治療などで問題なく経過するが，臨床症状が増悪した場合には，CTなどで遅発性穿孔の有無，周囲への炎症波及，膿瘍形成を確認し，必要があれば手術やドレナージの適応について外科と協議しなければならない．

症例22　post ESD coagulation syndrome

治療の実際

症例　70歳，男性．盲腸，25mm，0-Is
既往　慢性腎不全，透析中
使用スコープ　GIF-Q260J
使用デバイス　DualKnife

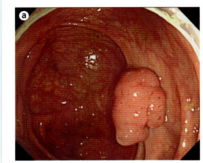
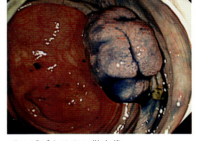

a 回盲弁対側の襞上の隆起性病変　　b インジゴカルミン散布像

図1　病変

治療結果

治療時間　20分
偶発症　なし
病理　標本径：40×35mm，papillary adenocarcinoma, T1, ly0, v0, pHM0, pVM0

- 中心部に軽度線維化を認めた．そのほか，出血が多く凝固処置が通常より多かった印象．予防的にクリップで完全縫縮とした．

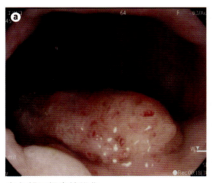
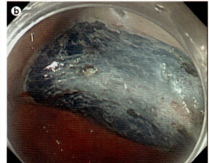
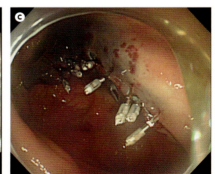

a 中心部に軽度線維化　　b 明らかな筋層損傷なく終了　　c 予防的縫縮を行った

図2　治療結果

術後経過

- 経過表を図3に示す．

病日					4日			5日			6日			7日
術後日数					1年290日			1年291日			1年292日			1年293日
移動情報(5階東病棟-消化器内科)														
				イベント										
体温	脈拍	(H)	(L)	呼吸										
●	■	∨	∧	★										
40	195.0	255.0	255.0	60										
39	167.5	217.5	217.5	55										
38	140.0	180.0	180.0	50										
37	112.5	142.5	142.5	45										
36	85.0	105.0	105.0	40										
35	57.5	67.5	67.5	35										
34	30.0	30.0	30.0	30										
食事	食種				手術食止	手術食止	手術食止	手術食止	手術食止	手術食止	手術食止	手術食止	手術食止	手術食止	手術食止	手術食止
	食事摂取量(主)													
	食事摂取量(副)													
In/Out														
バイタル	体温				36.3/36.0/36.3/36.0			38.4/38.0/37.0			36.3/36.1			36.5
	脈拍				67/78/68/64/70/64			92/83/80			70/69/63			78
	血圧(H)				143/147/180/158/148/149/156			173/122/138			149/119/120			133
	血圧(L)				75/60/108/81/62/63/78			76/88/77			71/56/54			62
	SpO2値				98/98/100/100/99			95/96						
	排尿回数				0						0			
	排便回数				0						0			
測定	体重(kg)													
観察	シャント音				+									+
	スリル													+
	観便(便性状)													
	気分不快				−/−/−/−			−/−			−/−			−
	腹痛				−/−/−/−			−/−			−/+			−
	嘔気				−/−/−/−			−/−			−/−			−
	腸蠕動音				+/+/+						+			+
	腹部膨満感				−/−/−			+/+			−/−			+
	嘔吐				−/−/−			−/−			−/−			−
	下血				−/−/−/−			少量/−			−/−			−
ケア														

病日					8日			9日			10日
術後日数					1年294日			1年295日			1年296日
移動情報(5階東病棟-消化器内科)											
				イベント							
体温	脈拍	(H)	(L)	呼吸							
●	■	∨	∧	★							
40	195.0	255.0	255.0	60							
39	167.5	217.5	217.5	55							
38	140.0	180.0	180.0	50							
37	112.5	142.5	142.5	45							
36	85.0	105.0	105.0	40							
35	57.5	67.5	67.5	35							
34	30.0	30.0	30.0	30							
食事	食種				手術食止	手術食止	手術食止	流動食	流動食	流動食	低残渣6・三分	低残渣6・三分	低残渣6・三分
	食事摂取量(主)							全	1/2	1/2	全	全	全
	食事摂取量(副)							全	1/2	1/2	2/3	1/2	全
In/Out											
バイタル	体温				37.0/37.1/36.7			36.8			36.5/36.1
	脈拍				75			84			81
	血圧(H)				107			131/155/145			163
	血圧(L)				61			55/94/88			83
	SpO2値										
	排尿回数				0			1			
	排便回数				1			1			
測定	体重(kg)										58.1
観察	シャント音				+/+/+			+			+/+/+
	スリル				+/+/+			+			+/+/+
	観便(便性状)										−/−/−
	気分不快				−/−/−			−			−/−/−
	腹痛				−/−/−			−			−/−/−
	嘔気				−/−/−			−			−/−/−
	腸蠕動音				+/+			+			+
	腹部膨満感				−/−/−			−			−/−
	嘔吐				−/−/−			−			−/−/−
	下血				−/−/−			−			−/−/−
ケア											

図3 経過表

Section 5　post ESD coagulation syndrome

- 術当日
  - 15時45分：ESD終了，帰室
  - 23時頃：右下腹部痛，ペンタゾシン（ソセゴン®）1/2A使用
- 第1病日
  - 朝4時半：右下腹部痛，ソセゴン®1/2A使用
  - 朝の体温38.4℃，メロペネム水和物（メロペン®）開始．WBC 14,000/μL，CRP 3.4mg/dL
  - 9時35分：単純CT撮影（図4）
  - 盲腸の壁肥厚・浮腫を認めたが，周囲に腹水や腹腔内遊離ガスなし
  - 11時：右下腹部痛やや改善．少量の血便．透析は予定通り施行された
- 第2病日
  - 腹痛改善傾向．WBC 12,800/μL，CRP 21.5mg/dL
- 第3病日
  - 限局的な圧痛のみと，改善傾向
- 第5病日
  - 食事開始
- 第9病日
  - 透析後に退院

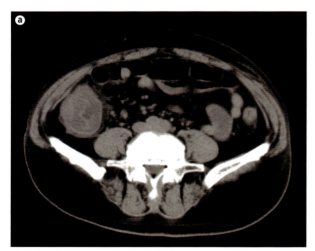
盲腸壁の著明な浮腫と周囲への軽度炎症を認める

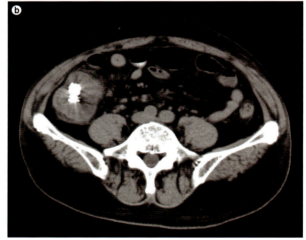
ESD後のクリップを認める

図4　単純CT

反省

- 本症例のPECSのリスク因子は，盲腸という点のみである．
- 治療中は出血が比較的多く，凝固処置を通常よりやや多めに行ったが，術時間は20分で，筋層損傷もなく全体としては大きなトラブルはなかった．
- 切除面積が大きくなかったため，完全縫縮が可能であると判断し，予防的にクリップで襞ごと縫縮した．
- これが遅発性穿孔に対する予防的な効果があったのか，逆にクリップをしたことが外的な刺激となりPECSをきたした一因となったのかは定かではないが，研究会レベルの報告でも「クリップ後に逆に炎症が出たのでは」などと考察されており，縫縮の功罪についてはさらなる症例の蓄積と詳細な検討を要する．

- 本症例は25mm大の盲腸隆起性病変で，術中は大きなトラブルなく終了したが，術後PECSをきたした．
- 翌日にはCT検査で明らかな穿孔がないことが確認されたため，対処療法が可能と判断し，安静，抗菌薬治療のみで自然軽快した．
- PECSのリスク因子，予防法，遅発性穿孔との関連については，今後さらなる検討が必要である．

引用文献

1) Cha JM, Lim KS, Lee SH et al. Clinical outcomes and risk factors of post-polypectomy coagulation syndrome: a multicenter, retrospective, case-control study. Endoscopy 2013; 45: 202-207.
2) Arimoto J, Higurashi T, Kato S et al. Risk factors for post-colorectal endoscopic submucosal dissection (ESD) coagulation syndrome: a multicenter, prospective, observational study. Endosc Int Open 2018; 6: E342-E349.
3) Yamashina T, Takeuchi Y, Uedo N et al. Features of electrocoagulation syndrome after endoscopic submucosal dissection for colorectal neoplasm. J Gastroenterol Hepatol 2016; 31: 615-620.
4) Jung D, Youn YH, Jahng J et al. Risk of electrocoagulation syndrome after endoscopic submucosal dissection in the colon and rectum. Endoscopy 2013; 45: 714-717.
5) Choo WK, Subhani J. Complication rates of colonic polypectomy in relation to polyp characteristics and techniques: a district hospital experience. J Interv Gastroenterol 2012; 2: 8-11.
6) Min BH, Chang DK, Kim DU et al. Low frequency of bacteremia after an endoscopic resection for large colorectal tumors in spite of extensive submucosal exposure. Gastrointest Endosc. 2008; 68: 105-110.
7) Lee SP, Sung IK, Kim JH et al. A randomized controlled trial of prophylactic antibiotics in the prevention of electrocoagulation syndrome after colorectal endoscopic submucosal dissection. Gastrointest Endosc 2017; 86: 349-357.
8) Harada H, Suehiro S, Murakami D et al. Clinical impact of prophylactic clip closure of mucosal defects after colorectal endoscopic submucosal dissection. Endosc Int Open 2017; 5: E1165-E1171.
9) Fujihara S, Mori H, Kobara H et al. The efficacy and safety of prophylactic closure for a large mucosal defect after colorectal endoscopic submucosal dissection. Oncol Rep 2013; 30: 85-90.

column

大圃組エピソード
プロローグ ～大圃組 結成前夜の知られざるエピソード～

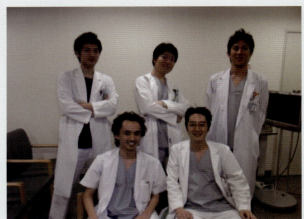

大圃組，初期メンバー
後列左より，千葉（大森赤十字病院），辻（東京大学病院），伊藤（けいゆう病院）．
前列左より，大圃（NTT東日本関東病院），大谷（東京慈恵会医科大学）

　言うまでもなく，ESDの達人として知られる大圃先生は『情熱大陸』を始め，数々のマスコミに取り上げられ，国内・国外内視鏡教育に最もご尽力されている内視鏡治療の第一人者であります．あまりにも御高名になられてしまった大圃先生ですが，あまり知られていないNTT関東病院への異動や大圃組の立ち上げまでの経緯について，コラムの依頼がありましたので，筆休め的な感覚で書かせてもらいます．

　数々のお弟子さんがいる大圃先生ですが，実は大圃先生の一番弟子は私なのです．これはあまり世間に知られていない，私のちょっとした自慢です！

　まず，大圃先生との出会いですが，2006年の忘れもしない，恵比寿で行われた城南地区消化器カンファレンスにおいて，当時JR東京総合病院に勤務されていた大圃先生によるESDの講演がありました．赤紫色のダブルスーツで決めていた大圃先生の第一印象は，"イカツイ"，"近寄りがたい"，"怖そう"でした．その容姿は医者と言うより，正直"反社会的勢力の人"と思ってしまう印象すら受けました……．

　しかし，講演を聞いていると，あまりにも華麗で豪快なESD手技と軽快なトークで，私は一瞬で虜にされました．ESDをNTT東日本関東病院でほぼ独学である程度まで上達してから伸び悩んでいた私にとっては，まさに青天の霹靂でした．

　めったに自分から人に声をかけない私は，勇気を出して講演後に大圃先生に恐る恐る，近づきご挨拶をさせて頂きました．話してみると，非常に優しく，気さくな先生でした．その日から私は夏休みや土日を返上して，大圃先生の手技をできる限り見学させてもらいました．大圃先生が施行したESDのビデオなども快く貸して頂き，家族に怪しまれながらも夜な夜なそのビデオを見ていたことを思い出します（笑）．

　大圃先生のESD手技や内視鏡を見学させてもらううちに，私はあることに気が付きました．実は大腸内視鏡においてもトンデモナイ達人であることでした．別次元で行っていたのはESDだけでなく，大腸内視鏡の挿入技術もでした（後々に気づくことですが，この大腸内視鏡挿入技術の基礎が，ESDやすべての内視鏡手技に繋がっていました）．

　そんなやり取りを行っているうちに，私の中でどうしても大圃先生と一緒に仕事をしたいという気持ちが強くなり，恐れ多くも，JR東京総合病院に勤務されていた先生にNTT東日本関東病院に来て頂けないかとお誘いさせてもらいました．

　しかし，来て頂くことになったら，なんと役職つきでなく…，常勤でもなく…，非常勤嘱託という本当に不名誉で，申し訳ない待遇……．その上，NTT東日本関東病院からは何の保証もなし．そんな条件にも関わらず，NTT東日本関東病院の可能性に賭けて下さり，猛烈なJR東京総合病院の引き留め（給料2倍など）を断り，思い切ってNTT東日本関東病院に来て頂きました．

　私はせめてもの環境をと，当時の消化器内科の医局を完全に大圃先生に快適に住んで（？？）頂けるように，リフォームし，ソファ，テレビ，冷蔵庫，テレビボード，デスク，パソコン等を購入し，医局の環境だけは整えました．先日確認したところ，12年経った今でも，医局内の配置や環境は私が設定したレイアウトそのままでした（笑）．

　大圃先生にNTT東日本関東病院に来て頂いてからはもうひたすら，ESDの症例数を増やし，日本一のハイボリュームセンターとして確固たる地位を築くべく，初期メンバーのみんなと頑張りました．非常に過酷な日々でしたが，本当に充実した楽しい時間でした．私がヨーロッパで内視鏡教育に携わり，母校の慈恵医大で数々の後輩の内視鏡指導にあたれるのも本当に大圃先生に教わった財産のお蔭であり，今でも感謝してもしきれません．

（大谷友彦：東京慈恵会医科大学 内視鏡科）

あとがきにかえて
特別対談：大腸ESDを上達させるには？

[発言] 大圃研，千葉秀幸，港洋平　[聞き手] 金芳堂　[対談日時] 2018年9月11日

ESDに手応えを感じた時

金芳堂：ESDに取り組み始めてからなんとなく手応えを感じた時，学習曲線がグッとあがった時のことを教えてください．

大圃：実は，自分では手応えを感じた時ってよくわからないんだよね．ただ，僕の場合は早い方で，10何例目くらいの時に，今だと最も絶好のやりやすい病変と言われる，前庭部あたりの3～4センチくらいの大きさの病変を30分かからずにとることができた．その頃はまだ一人でやっていて，非常に苦労して何時間もかかっていた時で，そんな会心の一撃と言えるような症例が出た．前庭部と体部のどちらがやりやすいか，という認識もなく，どこが難しいとか，どこに血管が多いとかもまだわからなかった時代で，専用のデバイスから送水機能やらなにから色々なものがなかった時代．

千葉：当時はそんな時代でしたね．

大圃：その後，ESDを始めてから1年くらいの頃，20例目に行く前に，幽門輪にかかった2センチくらいの病変を十二指腸の球部で反転してとった．それが30分くらいでその時ちょっと開眼したような……ぐーんと上達した感覚があった．それ以外だと，自分のイメージしている予想時間よりも早く終わるようになって，それで上達したと感じたことは結構あるかもしれない．自分では「流石にもっとかかるだろう」と思って始めて結果的に早く終わってしまうんだけど，周りの人は「いや，どうせそれくらいの時間で終わると思っていました」と言う．でも当の本人はそんなに簡単に終わるとは思っていない．それは昔の7～8時間かけて苦労していた経験が染み付いていて，そんなに簡単にいくわけがないという気持ちがあるからなんだよね．たまたまうまくいったんだという気持ちを常に持って，基本的に自分に対して戒め気味にしておかないと図に乗ってしまうからね．

金芳堂：会心の一撃って千葉先生にもありますか？

千葉：僕はあまりないんですよね．会心と言っても，僕は1例目からとんでもない症例をやっていたので……

大圃：そう，潰瘍瘢痕症例．いきなり「やってみてよ」と．

千葉：胃のESDの1例目が体下部の前壁のAPC後の再発症例で，それは大変でした．でも，ESDをやり始めた頃に「このESDという手技はものすごく難しくて自分に合わないな」と思ったことはないんですよ．要するに，「この道具たちと友達にはなれないな」ということはなくて，「仲良くなれそうだな」と思ったんですね．実際，うまい具合に切れて気持ちがよかった．それは，全部とれるというんじゃなくて，難しい病変でも切開だけやらせてもらったりしていて．

大圃：やった，やった，やった．

千葉：要するに「難しくてもうできません」という状態に自分がならない前の，簡単な病変なんかも選んでやらせてもらっていて，ESDと言っても気持ちよくやる方法を習っていたんですよね．綺麗に100％完成するということも大事だったんだけど，そういうのではなくて，ただ，デバイスを持って切って回して踏んで，というゲームみたいな感覚で楽しめていた．だからよくも悪くも，自分がすごくうまくなったという「これ」というタイミングがあまり思いつかない．食道・胃・大腸それぞれの臓器について細かく見れば，例えば大腸は50例目ぐらいでうまくなったかなぁという感覚はあったんですが，全体としてはずーっとゆっくり多分うまくなってきてるんじゃないかな，と思うぐらいなんですよね．

　会心……，もちろん大きな病変をとったことはあるけれど，どちらかというと「穴開けちゃったな」といった方をよく覚えています．NTTでの初期の4年間いた時に大腸で2例穴を開けているんですが，7例目の横行結腸や何例目の何々と，逆にこっちを覚えている．その動画は何度も見ているから，未だにある意味トラウマなんですよ．

大圃：自分がよくなっているのは，他人から言われて，「あぁそう？　前と比べたらそう？」と言うぐらいのもので，自分ではよくわからない．

千葉：そう．マイナス，失敗例の方がよく覚えている．「あちゃー」って．

教え子がうまくなった時

金芳堂：大圃先生から見ると千葉先生は第1世代のお弟子さんということですが，千葉先生がうまくなったなぁ，と思われた時ってあるんですか？

大圃：ある（断言）．

千葉：あるんですか？（驚き）

大圃：最初じゃなくてある程度やってからだけど．やはりここから出た後，人に教えるようになってからだよね．新しい施設……，結局意見の相違があって喧嘩を

して，もう，ここ（NTT東日本関東病院）を出たわけだ．「俺の下で学ぶことはない」と言って（笑）．

千葉：そんなわけないですよ（笑）．

一同：（笑）．

大圃：NTTを出た後でも週に1回教えに来てもらっているんだけど，難易度が高くてここにいるスタッフでは難しい症例があって，それを千葉先生にやってもらったことがあった．それを見た時「こいつうまいな」と普通に思った．正直，うまいから非常に嫉妬した（笑）．港先生たちを呼んで，「あいつなんか速くねぇ？，うまくねぇ？」と言った記憶がある．

港：そうですね．

大圃：ただ，「どこがうまい」と言うよりも，自分が教えてきた先生たちの中で一番自分と似ているんだよね．千葉先生に教え始めた頃は「同じことするなぁ」とよく言ってたし，その後，千葉先生に教わってる人たち皆から，まったく言うことが同じ，特に一番同じと言われる．

港：うーん（うなずく），そうですね．

大圃：例えば，彼が教えているところに僕が行って一緒に教えようとすると，「あ，そこ」「いや，そこ寄せて」「あげて」とか，自分でも驚くくらい，気味が悪いくらい全く同じことを同時に言っている．自分と教え方が同じことがわかって，今度は千葉先生がやってるのを見ると，「これ自分より速いんじゃないか」と思う．千葉先生が速いことは，よく人から聞いていたのでわかってはいたけど，「いやいや，これはもう自分より速いんじゃないの」と．そしていつか抜かれるだろうとは思っている．自分としては，若い人の方がうまくなる，若い人に抜かれるのは当然だと思っていて，いくつになっても自分の方がうまいと言う気はないんだよね．うまくない人を認めはしないけど，うまい人に関しては素直に認める，それでいいと思っている．

どう学んだか

金芳堂：千葉先生ご自身は，大圃先生と似ているというお話をどう思われますか？

千葉：僕が勉強し始めた時，それこそ大谷先生や他の先生が何人かいたんですが（180頁のコラム参照），僕はとにかく大圃先生の手技を覚えようと決めていたんですよ．

金芳堂：上達方法の一つですよね，一人の先生に集中するという．

千葉：自分の中の感覚もあるところに，さらに他の先生が二人，三人と頭の中に入ってしまうと何が本当に正しいのかわからなくなって混乱してしまうんですね．とにかく大圃先生がやっているものに近付けることが一番自分にとって上達が早いと思っていたんです．それこそ，まず追いつけ追い越せという気持ちでいかないと，絶対うまくならないんですよ．「あの人は神だから」と言って奉っているかぎりは，絶対それ以上にはならない．その当時は「まずどう近付けるか」ということをやはり考えていましたね．それは今でも変わらない．

さきほどの大圃先生のお話のように，確かに自分にもブレイクスルーがどこかにあったと思うんですが，実は人に言われるほど自分がうまくなっているとは思っていないんですよ．未だに前庭部前壁みたいな非常に簡単な病変でも微妙に緊張する．簡単だと思っても自分がその症例をやる時には，やはり前日にシミュレーションを必ずするし，シミュレーションとギャップがあると，10分，5分で終わってもすごく違和感があるんですよ．「うまくできたな」というよりも「あっちゃー失敗したなぁ」「うまくできなかったなぁ」と失敗したという気持ちの方がすごく強い．満足して100％自慢できるようなESDって，未だにないかもしれない．

金芳堂：それは治療的に失敗したわけではなくて，自分の理想から離れている，ということですよね．

千葉：そう，理想から離れている．理想形にはまだ辿り着いていないんですよね，自分の中でも．そういった感覚がもしかしたら大圃先生と近いのかもしれない．だから逆にまだ上達していく．大圃先生の手技を10年前からずーっと見ていますけど，未だに進化していく部分があるので，先生のようになる人にとって満足しないということがとても重要なのかなと僕は思います．

大圃：やはり完成したと思うと，それ以上うまくならないんだと思うね．それなりの難易度の一般的に難しいと思われる病変を困らずに，人よりは速くとることができる．そういう風に，自分がある程度の位置にあることはわかる．でもそこで手技が完成したと思ってそれを繰り返すだけになると，それ以上成長しない．そこで立ち止まらずに，「こうしたら速くとれるのにな」「もっとうまくとれるな」「こうやったらまだよかったかな」と常に考える，その感覚はあるね．だからやり方が今でも変わる．この本を作っていて，1年の間で「去年まではやってたけど今はやってないな，これ」と言って，実は内容をブラッシュアップし直した．「こっちの方がいいかも，あっちの方がいいかも」と言って，それでもまだ考えているんだよね．でき上がったものはない．

金芳堂：港先生はどう思われますか？

大圃：港先生は「日本で学ぶことはない」ともっと大き

いことを言って海外に行ったから……, もっとスケールがでかい.

一同：(笑).

港：いやいやいや(苦笑). でも, 2年間空けて戻ってきたら, やり方がお二人とも全く変わっているので, 理想がここだと決めずに常に先を行っているからずっと進歩しているんだろうなと思いますね.

大圃：昔, 千葉先生が言っていたけど, 「だいぶ自分が向こうで教えて色々と経験したから, さすがにだいぶうまくなったかな？追いついたかな」と思って久しぶりに僕の手技を見たら, 「なんだこれ？」と唖然とした, と.

千葉：はい. やっぱりすごいな, と. 「正直, 流石にもうそろそろ追いついたかな」と思ってたまたま大圃先生が最初から最後までするのを見たら「あれ？」って.

一同：ははは(笑)

千葉：一般的な病変に関しては, 大圃先生と自分でそれほど時間も変わらないと思うんですけど, 最難関の病変で大圃先生が本気を出した瞬間には, ちょっと僕も笑いが出ますね. 「この人, もうやばいな」というあの病的な感覚. 実際に見ないとわからないけど……, 港先生はわかるよね.

港：そうですね.

千葉：本気を出した瞬間のあの顔と独特の雰囲気. 見ている方がなんかこう, ちょっと笑いが出てくるみたいな. 内視鏡をやっていてあれを見ることができた人はハッピーですよ. 滅多に見ることができない. ただの難しい病変じゃなくて, これは本当にやばいなという病変の時, すごく稀なんだけど, その時のあのオーラがどかーんと出る瞬間.

人に教えることで自分を理解する

金芳堂：さきほど大圃先生が話されていた, 千葉先生が教えるようになってから上達したんじゃないか, ということなんですが……

大圃：そうそう. 人に教えようと思うと, 「自分はどうやっていたか」ということを細かく正確に振り返る, 見るようになるんだよね. そして「自分はなぜそうやっているのか」と自問自答する. 下の先生に教えると「なぜ下ができないんだろう？」と考えるからね.

千葉：考えますよね.

大圃：それを下の先生ができるようにしよう, 自分が内視鏡を持ってみた, 持ってみたら自分だったらできる, じゃあ下の先生に持たしてみたらできない, 「え？どこが違った？今, 何が違った？」となる. それをどんどんどんどん追求して見ていくと, 最終的にすべての手技が分解されていくんだよね. それは内視鏡の視野の取り方から, デバイスと病変との距離の取り方, スコープを持つ方の体の様子とか色々あって, その色々な部分が違う. 教え方の基本は「自由に好きなスタイルでやりなさい」より, 「まずコピーを作ろう」という考えだよね.

千葉：そうそうそう.

大圃：教えることで「何かが違う……. あ, 自分はこうやってたんだ」と気づくことがある. 「下の先生はそれをやっていないからうまくいかないんだ」と理解して「こうやってやるんだよ」と色々な点について教えるようになる. そういったことがこの本に入っているんだよね. 自分が無意識でやっていたことは色々あって, 人に教えることで, 自分のやっていることを意識化して理解できるようになるんだよね.

千葉：そうですね. 感覚的なものを言葉に起こして.

大圃：そう. それを繰り返しているうちに, だんだん自分がやっていることのスタイルがわかってきた. 最初, 千葉先生たちに教えていた頃はそれがわからず, ロジカルになっていなかったから, 今の方がより効率よく教えているはずなんだよ.

千葉：その頃は, 大圃先生がしているのをとにかく見まくって, 同じ視野を作るためにどうすればいいか, 本当に見て覚えていましたね. なので, 自分が手づまりになっていなくても, あえて大圃先生に手代わり（術者を代える）してもらったんです. 大圃先生のやり方にいかに自分が近づけていけるかを, ここで3〜4年かけてやったんですよね. だから似ているんです. 大圃先生と同じ視野を作るために, どうしたらその視野になるのか, ということを, 手代わりして見てもらって……．

その頃僕らがやっている時, 画面を集中して見ていても, 後ろに大圃先生が来るとわかるんです. そこでおもむろに先生が手袋をはめた音がすると「あ, 手袋はめたぞー」となって, 「代わりたいってサインだろうな」「これはむしろ代わってもらった方がいい」と思って（笑）.

大圃：手袋をはめたときは代わろうか, というサインだった（笑）.

千葉：多分その時, 先生は違和感があったから手代わりをしようと思っているんですよ. 自分としてはその違和感を教えて欲しいわけなんですね. その違和感を教えてもらって「あ, ここ確かに, いつもこうなっているよな」となる. それをとにかくもう反復練習というか, 反復でイメージするようにしていました. だから, その理想とのギャップが未だに僕はまだちょっとあるんですよ.

金芳堂：ギャップ.

千葉：大圃先生がやっていたような切り方と，今の僕の，例えば今日のESDでも，まだ微妙なギャップがあるんですよ．自分の中ではこう，追いついているようで追いついていないんですよ．かなり似てきたなとは思っていますけど，それでもまだ，微妙なギャップがある．

大圃：まぁまぁ似てきているけどね，確かに．

千葉：ギャップがある．もちろん大圃先生はその頃から切り方を変えてきているかもしれないけど，そのベーシックな部分は全然変わっていない．そのベーシックな部分の理想形が僕の中にあるんだけど，その理想のイメージに近づけない，完璧にマッチしていないので満足していないんですよ．100％にはならない．やはり8〜9割がずーっと続くんですよね．だからそれがESDをやっていてまだ面白い理由かもしれない．まだ完璧じゃないんですよね．でも，その理想形をこの本に載せたいと思ってすべてを載せました．現時点ではこれ以上は絞り出せないですね．

どう教えるか

金芳堂：指導法の話ですが，千葉先生ご自身が大森赤十字病院で教えるようになって，自分が教えることでわかったことはありますか？

千葉：教え方はNTTと大森であまり変わっていないです．基本的には「いかに言葉にしてあげるか」ということ．そして，僕がしてもらって嬉しかったことですが，ちょっと困った時にワンポイントでアドバイスしてもらったり手代わりをしてもらったり，要するに，こうやった方がよりよいよ，という場面を教えてあげること．

大圃：とれるんだけどね，そのやり方でも．

千葉：そうそう，そうなんですよ．

大圃：僕の口癖であったよね．

千葉：「それでもいいんだけどさ」て言って……

大圃：て言った時は絶対よくない（笑）．

港：絶対よくない（笑）．「いいんだけどさ」という，決めゼリフ．

千葉：そう，英文でもHoweverの後が一番重要で．

一同：ははは（笑）．

大圃：それ言ってたよね．「それでもいいんだけどさ，とれるんだけどさ，ただ，こうやったらもうちょっといいような気もすんだよね」と，そういう時は比較的控え目なんだよね．怒って「違う！」と言っているわけじゃない．ただ，「いいんだけどさ」と言いながら，本心的には全くいいとは思ってないんだけど．

千葉：あとは，リカバリーをしてあげる．要するに，教えてあげる側の我慢も重要だと思っています．指導側からすると，代わってあげるのはある意味簡単なんですよ．

大圃：自分でやる方が簡単なんだよね．

千葉：そうなんです．いかに，どん滑りする前の一歩手前で，何か大きな合併症を起こす一歩手前で救ってあげるか，というリカバリーする能力というのも指導者の大きな条件ですよね．

大圃：どれだけやらせられるか，なんだよね．どこまでやらせても，それでも治療成績が変わらないところまで治せるという自信が自分にあれば，そのキャパシティが大きければ大きいほど，下の先生はどこまでもやれる．「ちょっとこうなっちゃったらもう代われない」と思うと，下の先生は多分あまりやれなくなる．どれだけやらせられるかは，上のキャパシティー次第なんだよね．

千葉：ノーアウト満塁になっても，代わって抑えてくれるんじゃないかという安心感がある．

港：クローザーか，中継ぎのセットアッパーみたいな．

千葉：もうアップアップになって，「すんません，ノースリーです．もう1点とられたら終わりです」みたいな時に交代しても，必ず抑えてくれる．最後は自分でホームランまで打つ，みたいな．

一同：はははは（笑）．

大圃：もう自分で打っといたから，みたいな．

千葉：最後はもう二刀流ですよ．最後は自分がホームランで試合決めちゃうみたいな．そういう安心感があるよね．

金芳堂：それがあると，指導を受ける側としては……

千葉：思いっきり「うらぁ」みたいに投げられますよ．だから，そういう安心感を持たれる指導者になりたいとは思っていましたね．それは今でも同じです．

金芳堂：そこが大圃先生の特色というか．

千葉：そう，そのギリギリ感は，先生以上に待てる人は多分いないと思いますよ．なんとかしちゃうから．

大圃：「我慢するね」とよく言われる．

港：見学する先生がよく言いますもんね，「まだ代わらないんですか？」

大圃：「なんで，手出さないんだ？」って．代わったと思ったら，「あ，もう戻しちゃうんだ」みたいな．

千葉：ここまでやって，代わって，切りそうで，切らない．「やってみて」とか．

大圃：そこまでやって，「え，切らないの？」みたいな．

千葉：それはよくありますよね．僕も真似しています．とにかくギリギリまで，僕もリカバリーできるようにして，「リカバリーができないかな？」と思ったら，手代わりしなきゃいけないんだけど，そのリカバリーできる範囲がどんどん広がってきている．だから，教

わっている方は安心感はあるだろうな，と思いますけどね．

教えることのメリット

大圃：でも，「教えて自分に何のメリットがあるのだろう」と思っていたけど，結果的に，多分教えたことで自分がうまくなっている，自分がやった数以上に，教えたことで結局うまくなる．「最近，俺，全然やってない．そんなにうまくなる要素がないよ，数をやってないもんなぁ，最近やらないもんねぇ」なんて言っていたんだけど，大谷先生が「いや，まだ見るたびに明らかにうまくなってる．なんで？」ってよく言ってたよね．教えることで自分がうまくなっていたんだよね．ただ自分だけでやっていた時よりも．つまり，教えることは自分の手技を分析する，解体する，ということにつながっていたんだよね．自分がやっていることをこうやって頭で理解するようになってきて，もっとうまく，もっと強くなったんだと思う．

千葉：そうですね．

大圃：頭で理解しないで，自分がやったことをなんとなくやってると，歯車が狂った時に修正できないんだと思うんだよね．

一同：あぁ（うなずく）．

大圃：調子が落ちた時，例えば，もう1回ピッチングフォームを一から見直そうと思った時に，「いや，どうやってたかなぁ？　なんとなくやってたからなぁ」という人と，一方でロジカルにちゃんとやっている人だったら，もう1回一つ一つ全ての要素を見直して，「ここは間違っていない」とやり直せる，そういう話なんだと思うんだよね．あまりにもそのロジックがないと，崩れた時に全然ダメになっちゃう気がするね．

千葉：ほんとに，そうですね．

言語化と視覚化

金芳堂：なるほど．初期の大圃先生が指導されていた時は，まだ本書に出てくるような言語化はされていなかったんですか？

大圃：言語化は一生懸命していた時代だった．

千葉：いや，してましたよ．多分あの時代で，言語化は世界で一番上手だったんじゃないですか．

大圃：「言葉にしてる」とよく言われたもんね，あの頃．

千葉：すごい上手だと思っていました．絵も描いて……．

大圃：絵を描いて．あの頃からそれはしてたね．

千葉：今も変わらないですけど，「ここがこう」というのを，絵を描いて．その絵がものすごくわかりやすいです．

金芳堂：わかりやすいですよね．『大圃流〜』※を読んで，このような絵は今までなかったと思いました．

千葉：海外に行った時，あの絵を僕が描いたりするんですよね．貝柱の図じゃないですけど，「ここを切っていくんだよ」と鉛筆で線をバーッと描いて見せてあげると，いくら言葉で説明するよりも，絵でこう切ると示された方がわかりやすいみたいで，描いた絵を，皆写真に撮ったり，描いた紙をちぎったりして持って帰っちゃう．それぐらいあの絵はすごくシンプルだけど，的を射ていてわかりやすいんだと思いますね．

動画編集は上達するコツ

大圃：もう一つ，うまくなるコツとしては，やっぱり動画だよね．学会発表などのために，動画の編集をとにかくやったんだよね．多分，動画の編集をやるのが，うまくなる一番の近道じゃないかと．

　自分の発表内容のテーマにあったシーンを，録画した2時間ぐらいの中から抜き出すでしょ．そのためには，等倍で見るんじゃなくて，コマ送りをしながら，「ここからここ」「ここは要らない」「ここは要る」と，動画を非常に細かく切る必要がある．自分の手技を見返して，切って繋いで再生してみて，「ああ，おかしいな」と思ったら，「さっき切ったところじゃなくて，ここからここまでもうちょっと切ってみて，もう1回再生しよう」と，数え切れないほど繰り返し見るんだよね．もちろんざっくりとしか作らないような編集では意味がない．何度も何度も見直して細かく編集する．つまりそれは，自分の手技の動画をコマ送りにして，無数に見直している，ということなんだよね．それは，間違いなくうまくなるコツ．

一同：うーん（ためいき）．

大圃：だから，学会でも何でも何かテーマを持って動画の編集をするのは，うまくなるためには絶対に必要なんだよね．

金芳堂：あぁ，そうなんですね．

千葉：動画を作っていると，思ったより自分が速くないことに気が付くんですよ．

大圃：そう．かなり会心の出来だったのに動画を見て「あれ？」って，「何おたついてんだ，お前そこで」みたいなことがあるんだよね．

千葉：それを見るので，自分がまだうまくないと思ってしまうんですよね．「まだまだできるな」「これ，もっと速くいけるじゃん」ということを感じるんですよ．

大圃：そう．自分の動画で自分自身の手技の伸び代が感じられる．

千葉：自分の手技に自分が突っ込んでいる．

大圃：自分でがっかりするのよ．自分ではいけてた，と思っていたのに．例えば，往復ビンタ（38頁のコラ

※より上手く！より早く！大圃流ESDセミナー（羊土社，2016）

ム参照）でも，自分で見てみると遅い．僕のイメージはこれじゃなくて，「もっとすごい動画があるでしょ」と言うと……

千葉：ははは，そう，イメージと違うんですよね．

大圃：そう！あるよね．「これいいと思います．客観的に見たら速いですよ」と他人は言うけど「え？これ？これは出せないよ」みたいな．自分の理想のイメージの往復ビンタとは……

千葉：違うんですよね．だから面白いんですよ．「もっと速くやってやろう」と思う．「魅せるESDをするためには，まだまだ足りないんだな」ということが動画を作るとよくわかる．

大圃：そう，足りないのよ，全然．自分の動画を見て編集してみてイマイチと思って「この動画では世に出せない」となる．例えば今回の本でも「こういうシーンの手技の動画を出そう」と思って，いい動画があるはずだからそれを使おうと思って見てみたら，「あれ？」となって，それでまた……

千葉：作り直しですね．

デバイスと手技の関係

金芳堂：今，デバイスも進化というか新しいものが出てくるじゃないですか．

大圃：切り方も変わってくる．高周波も変わっているし．逆に言うと，デバイスが変わった，高周波が変わった，色々変わっているのに，5年前，10年前と切り方が変わっていないとしたら，それはおかしいはずなんだよね．高周波が全く変わって切り方もやはり変わったように，やはりデバイスに応じて手技の変化はあるはずなんだよね．

金芳堂：機器はよくなっている，性能があがっているんですよね？

大圃：同じ手技のまま，機械だけ性能がよくなって，という話じゃないと思うんだよね．

金芳堂：手技も一緒にアップデートされていく……？

大圃：はずなんだ．それは，車でも同じで，走り方は同じじゃないはずだと思うんだよね．昔の空気抵抗が大きいF1から今のF1まで，例えば，20年前のF1のドライバーが今のF1に乗って同じ走り方で優勝できるかというと，シューマッハでも今走ったら勝てないと思う．それはなぜかというと，やはりマシンが変わっているから．走り方もマシンに合わせて変わっているはずで，走り方を変えていなかったら多分優勝できない．それはセナやプロストも同じで，今のF1に乗せたら全然スピードも違うし，昔と同じようにアクセルを踏んだら飛んで行っちゃって曲がれないと思うよ．だから，やり方が10年前の自分と変わっていないんだとしたら，その人は多分うまくなっていない，ということ．常に変わるに決まってるんだ．だって，周辺機器が変わっているんだから，その変化を利用して最適なスタイルに変わっていくはずなんだよ．

金芳堂：どのメーカーさんもそうだと思うんですが，デバイスの進化のスピードが速くないですか？

大圃：速いといっても数年単位だね．

金芳堂：それに慣れていくのが大変というか，そういうことは特にはないんですか？

大圃：いや，慣れていくのは大変で，昔の方がよかったりとか，あまりメリットを感じない道具もあったりするから，なんでもかんでも使っているわけではない．色んな機器があるから，そもそも全部のものを選んでいるわけじゃないしね．「いいな」と思うものしか使っていない．そこはバランスで，道具をよく知るということも大事である程度使いこなすことも大事だけれども，新しいものが出て使いこなしてもいないのに，次から次へとフォローしていくのはよくないんだよね．一つのものに精通することも大事だし，かといって，新しい道具を毛嫌いして，いつまでも古いものだけでやっていたら，「いやそれじゃ勝てないよ」という話になるでしょう．だからそこはバランスが必要だよね．

港：確かに僕が来た当初はまだフレックスナイフを使ってましたね．

千葉：ははは，そうですね．

大圃：当初はまだあまりメリットが感じられなかったんだよね．僕らは，若干ちょっとその道具の入れ替わりが遅い傾向がある．

金芳堂：慎重な感じですか？

大圃：慎重というか昔ながら馴染んでいた道具で，その道具の進歩よりも自分達のテクニックでそれをカバーしてしまおうという傾向が若干ある．それはよくないなぁと思ってんいるだけど．ちょっと遅めだよね．フレックスがDualに代わるのも遅かったし，Dual-Jも今になって，「んー」とちょっと言い出したぐらいだから．

千葉：困っていないんですよね，基本的に．

海外と日本

金芳堂：中国によく指導に行ってらっしゃるじゃないですか？　日本と中国の差はどうですか？

大圃：病変はそんなに変わらない．だけど，確かに5年前はレベルが非常に低かったと思うけど，今は決してそんなことは全くない．今でもレベルが低いと思っている人もいるけど，レベルが高くて上手な人がいくらでもいる．日本の先生より知識もよっぽどある先生もいくらでもいる．だから5年前とは全く別だよね．

5年前も10年前も，日本の中では内視鏡自体にそんなに大きな進歩を感じないけど，あの国は5年で全く別になっているね．その進歩のスピードはすごいね．

金芳堂：ロシアなんかも……

大圃：ロシアだって，すごくスピードが速いね，どんどん．うまいよね．純粋にうまい．

千葉：先日指導に行った時「ひさしぶりにうまい人見た」と思いました．淡々とやっていて，細かいんですよね．

大圃：「うん，わかってるね」という．だから，「日本人は内視鏡はうまい，世界一だ」とよく言われているけど，いやいやいや，日本はずーっとこのままだけど，実は世界はすごい勢いで来てるんだよね．

上達するためには性格も重要

金芳堂：大腸ESDを上達させたい方へのメッセージをお願いします．

大圃：淡白な人はよくない．性格……それは最後の部分になるのかどこになるのかわからないけど，よく言ってるよね．

金芳堂：淡白……？

大圃：こだわるとか，執着するとか．

港：粘着．

大圃：自分はさばさばしててしつこくない，あっさりしてるよって言う先生はいるかもしれないけど，手技に関してそれがよいかというと，決してよいことではないんだと思う．いい言い方をすれば，粘り腰とか，諦めないとか．何とかしてやろうというモチベーションを持っている人と，すごく淡白な人，あっさりしている人では，違いがある．

金芳堂：諦めちゃう，みたいな感じですか？

千葉：「まぁいいや」とか．

大圃：淡白な人は技術的な探究心がやはり強くない．こだわって，こだわって，凝り性である，という部分がない．凝り性……僕がよく凝り性と言われるもんね．

千葉：スーパー凝り性ですね．こだわりが強すぎる．

大圃：僕は内視鏡を始めてこの治療をやるまで，自分が凝り性だということを知らなかった……．でもそういう性格の方が絶対うまくなる．淡白な人，あっさりしている人はダメ．やっぱり，しつこく，しつこく，こう……

千葉：諦めが悪い．

大圃：そう，諦めが悪くて，粘り腰で，何とかしよう，こうしよう，ダメならなんでだろう，と四六時中考えているようなタイプじゃないとうまくならない．淡白であっさりしている人は，結局，技術的追求心・探究心が強くなくて，それがないとやはりうまくならないんだよね．

何を目指すのか，どこへ行くのか

金芳堂：最後に，千葉先生から大圃先生に改めてお聞きしたいことはありますか？

千葉：何になりたいのか，どこへ向かっているのかな？と思ったりはしますね．

金芳堂：例えばESDはその手法がある程度完成されていて，いつの日かまたその次の手法みたいなのが……

大圃：もちろん来るでしょう．

金芳堂：出そうなんですか？　その次のものが．

大圃：なかなか，そんなに簡単にいくものではない．でも，「ESDはもう完成しているから，次のことをしないと」と10年以上前からずっと言っている．そういう意識を持ち続けてないと，手技だけに囚われてしまうからね．

金芳堂：それこそ，いいデバイスがあればそれで変わるということもあるかもしれないですよね？

大圃：デバイスといった小さな話よりは，自動運転の車と同じで，オートマチックに機械がする時代が来るのか，といった話なのかもしれない．手法そのものが変わらないと多分ダメで，「同じESDの範疇で何を改良するといった小さい話はもういいんだよな」と10年前から，千葉先生たちに教えている時からずーっと言っている．根底から全然違うコンセプトの新しいものが出てくるというふうに考えないといけないんだと思うけどね．

金芳堂：内視鏡自体から……内視鏡自体も考えようかな，みたいな感じなんですか？

港：内視鏡から飛び出ても面白いな，と思いますけどね．

大圃：内視鏡やめちゃって？

千葉：参議院議員狙うってこと？

一同：ははは（笑）．

大圃：そうね．まずは，あのー，都政から（笑）．

港：いや，もう国政に出ましょうよ．

千葉：確かに内視鏡の世界だけでおさまっているのは，もったいないのではないかな，と思いますね．先生のタレント性と才能と……やっぱり，国政（笑）．

大圃：何の話だ（笑）．

金芳堂：……国政ですか，すごいオチになりましたね（笑）．本日はお忙しいところ貴重なお話をいただきありがとうございました．

謝辞：本書の推薦文をご執筆いただいた井上晴洋先生，森宏仁先生，池松弘朗先生，コラムをご執筆いただいた大谷友彦先生，辻陽介先生，野中康一先生，大野亜希子先生に感謝の意を表明します．　　　　執筆者一同

索引

あ
- 青い層 ……………………… 43, 51, 58, 90, 103
- あきらめる瞬間 …………………… 117[到達目標]
- 足の位置 …………………………………… 170
- 亜全周性(3/4周性以上)の病変 ……… 114[到達目標]
- 孔 …………………………………………… 31
- 安静度 ……………………………………… 11

い
- インジゴカルミン散布 ……………………… 30

う
- 内から外へ …………………………… 36, 45, 80

え
- エッジ ……………………………………… 42

お
- 横行結腸 ……………………………… 65[症例]
- 往復ビンタ ………………………………… 38
- オーバーチューブ …………………… 54, 60, 78
- 押し切り …………………………………… 40

か
- 介助 ………………………………………… 12
- 回盲弁 ………………………………… 96[症例]
- カウンタートラクション …………………… 44
- 下行結腸 ……………………………… 69[症例]
- 我慢タイム ………………………………… 83
- 我慢剥離 …………………………………… 56
- 軽め凝固 …………………………………… 47
- 缶切り ……………………………………… 40
- 鉗子口径 …………………………………… 17
- 患者指導 …………………………………… 11
- 簡単な病変 …………………………… 63[到達目標]

き
- 凝固モード ………………………………… 13
  - 使い分け ………………………………… 16
- 狭窄 …… 166[トラブルシューティング], 168[症例], 171[症例]
- 狭窄リスク ………………………………… 166
- 局注 …………………………………… 33[到達目標]
- 局注液 ……………………………………… 23
- 切り方 ………………………………… 45[到達目標]
- 筋層牽引 ……………………………… 124[症例]

く
- クイックスタートモード ………………… 15
- 下り坂 ……………………………………… 54
- 靴下スタイル ……………………………… 7
- クリアッシュ ……………………………… 99
- クリスタルバイオレット染色 …………… 30
- グリセオール® …………………………… 23
- クリップ止血 ……………………………… 48
- クリニカルパス …………………………… 8

け
- ケイスマート® …………………………… 23
- 軽度線維化 …………………………… 58[到達目標]
- 血管 ………………………………………… 47

こ
- コアグラスパー …………………………… 22
- 抗菌薬 ……………………………………… 8
- 抗血栓薬 ……………………………… 8, 161
- 高周波 ……………………………………… 63
  - 設定 ……………………………………… 13
  - 使い分け ………………………………… 16
- 後出血 …… 161[トラブルシューティング], 162[症例]
- 高度線維化 ………… 110[到達目標], 121[症例]
- 肛門 …………………………………… 84[症例]
- 呼吸性変動 …………………………… 54, 66

さ
- 最初の粘膜切開 ……………………… 35[到達目標]
- 逆さ切り …………………………………… 46
- 先細りタイプ ……………………………… 21
- 三角コーナー ………………………… 36, 52

し
- シース …………………………………… 38, 43
- 止血 ………………… 48[到達目標], 85, 161, 162
  - コツ …………………………………… 162
  - ピンポイント …………………………… 48
- 止血鉗子 ……………………………… 22, 91, 100
  - モノポーラ ……………………………… 22
- 下へ下へ ……………………………… 113, 124
- しっかり凝固 ……………………………… 47
- 至適距離 ……………………………… 44, 53, 76
- 周術期マネージメント …………………… 8
- 終点 ……… 41, 50, 52, 74, 94, 107, 115, 129, 135
  - ──づくり ……………………………… 92
  - ──とスコープの関係 ………………… 50
- 重力 ……… 49[到達目標], 65, 78, 81, 98, 102, 107
  - ──を利用する ………………………… 28
- 出血 …………………………………… 51, 85
- 術後管理 …………………………………… 11
- 術前管理 …………………………………… 8
- 術前内視鏡診断 …………………………… 4
- 術中管理 …………………………………… 8
- 術中穿孔 …………… 140[トラブルシューティング], 141[症例], 147[症例]
- 上行結腸 ……………………………… 54[症例]
- 食事管理 …………………………………… 11
- シングルバルーンオーバーチューブ …… 60

す

- 水没 ... 69
- スコープ ... 17
  - 安定性 ... 60, 73
  - スペック ... 18
  - 選択 ... 19
  - ——を保持しながらのデバイスの出し入れ ... 76
- ストラテジー"3原則" ... 28
- ストレートタイプ ... 21

せ

- 生検瘢痕 ... 101[症例]
- 生検部位 ... 101
- 切開モード ... 13, 40, 51
  - 使い分け ... 16
- 線維化 ... 58, 90, 102, 124
  - ——の突破 ... 59
- 穿孔 ... 142, 148
- 前処置 ... 6
- 先端アタッチメント ... 21
- 先端系デバイス ... 20
- 全方向フック ... 45

そ

- 送気 ... 73
- 操作性 ... 17
- 送水機能 ... 17
- 外から内 ... 45

た

- 体位変換 ... 49, 54, 65, 68, 73, 107
- 大腸憩室 ... 128[症例]
- ダウンヒル ... 54, 57, 87, 126
  - ——テクニック ... 55, 109
- 縦の切開 ... 35
- ダブルトンネル ... 126, 135
  - ——法 ... 110, 112, 124

ち

- 遅発性穿孔 ... 153[トラブルシューティング]
  - 注意するべき症例 ... 154[症例]
  - 予想が難しい症例 ... 157[症例]
- 虫垂開口部 ... 92[症例]
- 中等度線維化 ... 90[到達目標]
- 直腸(肛門病変を除く) ... 50[症例]
- 治療環境を整える ... 29
- 鎮静剤 ... 8
- 鎮痛剤 ... 8

て

- 適応 ... 2, 117
- デバイス ... 21
  - 先端系 ... 21
  - ハサミ型 ... 91
  - ブレード系 ... 21
  - ——の出し入れ ... 76
- 電圧 ... 14
- テンション ... 40
- 電流 ... 14
- 電流密度 ... 14

と

- トラクション ... 28, 110, 124, 149
- トンネル ... 114, 115, 126

な

- 長めデバイス剥離 ... 38, 39
- 難易度予測 ... 30[到達目標]

に

- ニードル ... 43
- 入院期間 ... 8

ね

- 粘膜下層 ... 44
  - 最初の—— ... 35[到達目標]
  - ——の血管 ... 47[到達目標]
- 粘膜トラクション ... 105

は

- 剥離 ... 42[到達目標], 44[到達目標], 45[到達目標]
- ハサミ型デバイス ... 91
- 裸足スタイル ... 7
- 発射台固定切り ... 45, 56, 66, 69, 71
- パラドキシカルムーブメント ... 65, 69
- 針孔マーキング ... 30
- バルーンオーバーチューブ ... 17
- 反転 ... 32[到達目標], 50, 54, 74, 85, 88, 122

ひ

- ヒアルロン酸ナトリウム ... 23
- 引き切り ... 40
- 病変範囲 ... 30[到達目標], 85
- ピンハネ切り ... 40
- ピンポイント止血 ... 48

ふ

- フードカウンタートラクション ... 44
- 腹部コンパートメント症候群 ... 144
- フック ... 20
- フック切り ... 80
- フラップ ... 28, 37[到達目標], 55, 63, 93, 94, 101, 102, 111, 114, 115, 125, 132
  - 潜り方 ... 39[到達目標]
- ブレード系デバイス ... 21

へ

- 辺縁 ... 42
- 辺縁切開 ... 40[到達目標]

ほ

- 縫縮 ... 142, 150
  - コツ ... 153
- 放電圧 ... 14
- 保険適用 ... 2

ま
- マーキング ... 30

む
- ムコアップ® ... 23
- ムコゼクトーム ... 21

も
- 盲腸（回盲弁・虫垂開口部病変を除く） ... 78[症例]
- モーゼ切り ... 174
- 潜る／潜り方／潜り込み ... 37, 39, 64, 71, 74, 80, 87
- モニタリング ... 11
- モノポーラ止血鉗子 ... 22

や
- やりにくい所から処置する ... 28, 50

よ
- 予防的縫縮 ... 175

ら
- ラピッドステップ ... 13, 36

A
- abdominal compartment syndrome：ACS ... 144

C
- C字切開 ... 54, 93, 105, 107
- CO_2送気 ... 24

D
- DualKnife ... 20

E
- EC-3490TMi ... 18
- EC-580RD/M ... 18
- EG29-i10N ... 18
- EG-L580RD7 ... 18
- ENDO CUTモード ... 14
- ESDデバイス ... 20

F
- Forced凝固 ... 13, 15, 87

G
- GIF-Q260J ... 18

H
- hybrid ESD ... 5

I
- ITknife nano ... 21

L
- L字切開 ... 105, 107
- Large Ⅰs病変 ... 124[症例]
- lifting ... 80, 102

M
- MIGAKY-N ... 99

N
- Netis ... 107

O
- over the scope clip：OTSC ... 175

P
- PCF-H290TI ... 18
- PCF-Q260JI ... 18
- post ESD coagulation syndrome：PECS ... 175[トラブルシューティング], 176[症例]
- postpolypectomy coagulation syndrome ... 175
- Power Peak System：PPS ... 16
- precutting EMR ... 5

Q
- QC（quick and clean）method ... 42, 52, 103, 130

R
- RAICHO ... 22

S
- S状結腸 ... 73[症例]
- Soft凝固 ... 15, 89
- SOUTEN ... 5
- Splash M-Knife ... 20
- Swift凝固 ... 13, 15

T
- transmural burn ... 175

U
- U字切開 ... 35, 51, 63, 67, 70, 74, 87, 93, 98, 105, 111, 125, 141
- U字フラップ ... 107
- ULC ... 105

V
- VIO3 ... 13
- VIO300D ... 13

W
- water bed ... 47, 48
- water jet ... 39, 47, 48

その他
- 0時6時切り ... 45
- 50mm以上（亜全周性病変以下）の病変 ... 105[症例]

執筆者プロフィール

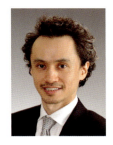

大圃 研（おおはた けん）
NTT東日本関東病院 内視鏡部 部長

1998年日本大学医学部卒業．JR東京総合病院で初期研修後，同院消化器内科入局．2000年とESD黎明期から手技に携わり，独学で研鑽を積んだ結果，オリジナルの技術論を確立．2007年NTT東日本関東病院に異動，その技術への憧れと面倒見の良さに徐々に弟子入り志願者が増加．来るものは拒まず，"できないのは教える人の責任"と学閥等皆無の軍団を束ね現在も尚進撃中．

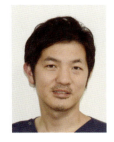

千葉 秀幸（ちば ひでゆき）
大森赤十字病院 消化器内科 副部長（兼）内視鏡室 室長

2004年金沢大学卒業．横浜医療センター，横浜市立大学附属病院で初期研修後，平塚市民病院，そして2008年NTT東日本関東病院へ．大圃研の進む先に内視鏡の未来があると確信し，初期大圃軍団の立ち上げに深く関わることに．2012年より大森赤十字病院に異動．同院で，各地から集まった精鋭達を率いて千葉支部を設立．現在は，大圃流の神髄の普及のため国内・海外へと奔走中．

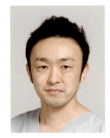

村元 喬（むらもと たかし）
NTT東日本関東病院 消化器内科

2003年昭和大学医学部卒業．昭和大学病院 消化器内科へ入局し，国立がん研究センター東病院において内視鏡留学も経験．若手時代から貪欲に内視鏡知識・技術の鍛錬に励み，ときに，手首を骨折しながらも内視鏡を握る程の根性の持ち主．2014年に大圃先生と出会い，その人間性や技術に惚れ込み，大圃組への入隊を志願．現在は，膨大な内視鏡治療，後輩の育成に取り組む傍ら，海外出張もこなし，大圃イズムの伝道師として邁進中．

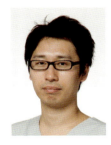

港 洋平（みなと ようへい）
NTT東日本関東病院 消化器内科 / Karolinska Institute, Department of Clinical Science, Danderyd Hospital

2007年鹿児島大学卒業．都立墨東病院で後期研修終了後，2013年に大圃組入隊．2016年から2年間ヨーロッパ支部を設立すべくスウェーデンにてESDの指導に携わる．己の成長を確信し，2018年に帰国するも組長のさらなる進化に唖然として絶望，再入隊を決意．現在は，自己研鑽のみならず，組の勢力を拡大することにも注力しており，共に戦う熱い志をもつ若武者の入隊を心待ちにしている．入隊・研修・見学など興味あれば遠慮なく連絡あれ！！

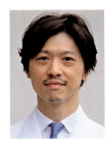

田島 知明（たしま ともあき）
埼玉医科大学国際医療センター 消化器内視鏡科 助教

2008年久留米大学卒業．熊本大学医学部附属病院での後期研修終了後，内視鏡医としての研鑽を積むため2013年大圃組の門を叩く．上京当時ESD経験は"0（ゼロ）"であったが，「大腸ESDから開始」という世界初の大圃組ESD教育プログラムを"第一期生"として港洋平氏とともに受講．現在は食道・胃・大腸そして十二指腸ESDまで全てをこなす内視鏡医として，大圃氏の技術を継承すべく2016年より埼玉の地で活躍中．

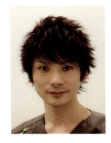

志賀 拓也（しが たくや）
NTT東日本関東病院 内視鏡部

2007年東海大学卒業．日本鋼管病院臨床工学科入職後，臨床工学技士では珍しい内視鏡分野に専任し，工学的視点から改革のメスを切り込む．内視鏡の仕事に魅了されていき2016年，NTT東日本関東病院内視鏡部（大圃組）に入隊を決意．大圃チームの一員として奮闘中．日本臨床工学技士会，日本消化器内視鏡技師会の各種団体，講演など幅広く活躍中．

ザ・テキスト大腸ESD

2018年11月10日　第1版第1刷　ⓒ
2018年12月15日　第1版第2刷

| 編集 | 大圃　研 | OHATA, Ken |
| | 千葉秀幸 | CHIBA, Hideyuki |

発行者　宇山閑文
発行所　株式会社金芳堂
　　　　〒606-8425 京都市左京区鹿ケ谷西寺ノ前町34番地
　　　　振替　01030-1-15605
　　　　電話　075-751-1111（代）
　　　　http://www.kinpodo-pub.co.jp/
制作　　株式会社ビーコム
印刷　　株式会社サンエムカラー
製本　　藤原製本株式会社

落丁・乱丁本は直接小社へお送りください．お取替え致します．

Printed in Japan
ISBN978-4-7653-1761-0

JCOPY ＜(社)出版者著作権管理機構　委託出版物＞

本書の無断複写は著作権法上での例外を除き禁じられています．複写される場合は，そのつど事前に，(社)出版者著作権管理機構（電話 03-5244-5088，FAX 03-5244-5089, e-mail: info@jcopy.or.jp）の許諾を得てください．

●本書のコピー，スキャン，デジタル化等の無断複製は著作権法上での例外を除き禁じられています．本書を代行業者等の第三者に依頼してスキャンやデジタル化することは，たとえ個人や家庭内の利用でも著作権法違反です．